心の病になった人とその家族が最初に読む本

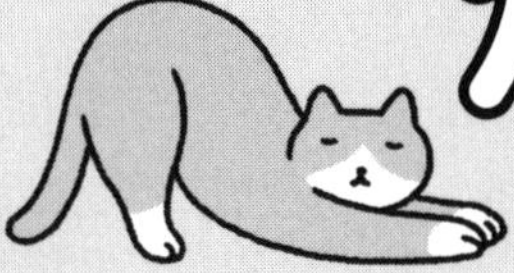

精神科医
広岡清伸

アスコム

はじめに　「心の病は、生きている証です」

「生きているだけで、人生は成功ですよ」
私の最初の仕事は、患者さんにこう話しかけることです。

そして、ねぎらいの言葉を続けます。
「これまでの人生は、険しい道のりだったと思いますが、よくがんばって生きてきましたね」

患者さんに、どうしてそうした言葉をかけるのか。それは、私の治療は患者さんのこれまでの人生すべてを受け入れ、肯定することから始まるからです。患者さんにも、自分自身のこれまでの人生を受け入れてほしいと思っています。

患者さんたちは心の病を抱えながら、つらい思いをしながらがんばって生きています。体の調子は悪いし、眠れないし、食欲もないし、体はガタガタだし、家族関係もガタガタだし、仕事もうまくいかなくなっている人もいます。

「死ぬのが怖いからただ生きているだけです。本当は死にたいです」
「夢や希望を実現できなければ生きている意味がありません」
「自分に存在価値なんてありません」

患者さんが口にする言葉は、とても悲観的です。ネガティブな心に支配され、いまにも崩れ落ちそうなほど脆い状態です。
しかし、クリニックを訪れる患者さんにポジティブな心がすっかりなくなったわけではありません。現状を何とかしたいと思っているからこそ、クリニックのドアを開け、心の病から回復することを望んでいます。この本を手にされている方も、きっとそうでしょう。

私の役割は、患者さんが本来持っているポジティブな心に働きかけ、患者さんの心の重荷を軽くし、これからの人生を歩きやすい平坦な道に変えていくことだと思っています。

そもそも人間の最大の目標は、「生きる」ことです。

1000年前の人たちが、いまの日本人を見たらどう思うか想像してみてください。彼らから見ると夢のような暮らしです。

スーパーに行けば色とりどりの食材が並んでいますし、病気になっても治療を受けられます。家には冷暖房も整っています。それでも、現代社会は複雑で、心安らかに過ごすのが難しく、本心から幸せだと言える人は少ないのではないでしょうか。

1000年前の人は、その日を生きることに精一杯で、夢や希望を考える余裕などなかったと思います。それでも、その時代の人々が不幸だったのかといえば、そうではないでしょう。

人間は本来、適度に運動をして、三食過不足なくいただいて、しっかり寝て、そうして日々を送れば幸せになれるようにできています。

今の時代は、生きることが楽になったから、ただ生きるだけで飽き足らず、人々は夢や希望を追います。心の病になることで、一時的にそうした夢や希望が失われることも、あるかもしれません。しかし、そこで人生のすべてが終わるわけではありません。

心の病をきっかけに、他者への思いやりや優しさに目覚める人もいますし、新たな目標が見つかる人もいます。

心の病は、どうしてもネガティブなイメージが先行しがちです。しかし、精神科医を30年以上続けて1万人を超える人々を診察してきた経験から言わせていただくと、心の病をきっかけにより人生が豊かになっていく人はたくさんいます。

心の病になってからでも、生きていれば日々の暮らしのなかで楽しさや喜びは見つかります。そのうち欲望を達成したくなり、生きがいを持てるようになります。それもまた、人間の本能だからです。

生き続けていれば、幸せは自然に引き寄せられるものなのです。

いまの社会に生きる人にとって、心の病は特別な病気ではありません。うつ病だけでなく、二大精神病といわれる躁うつ病（双極性障害）や統合失調症になる可能性は誰にでもあります。

いまの社会には、生きることを脅かされることがたくさんあるからです。それを、私たちはストレスと呼んでいます。

私たちは、さまざまなストレスにさらされて生きています。

会社や学校、地域社会などといった集団社会から受けるストレス、親や兄弟など、本来は自分を守ってくれるはずの家族から受けるストレス、自分自身の行動から受けるストレス、そして心の病だけでなく、病気による症状もストレスになります。

ストレスにさらされると、不安な心が生まれます。劣等心とか、優越心とか、嫉妬心とか、いろいろな不安が溜まっていきます。その不安が制御できないレベルまで高まると、心の病の症状が現れるようになるのです。

それどころか、世の中には、私たちの心を刺激する情報があふれています。比較すると、自分の持っていないもの、劣っているものばかりを突きつけられます。自分の人生、自分の存在が平凡に見えてきます。惨めなものに感じることもあるでしょう。それも自分を苦しめるストレスになります。

ストレスにさらされている私たちは、それでもなんとか順応しようとします。会社にいれば会社に順応する、家族といれば家族に順応する。順応できている人が、いまの社会で心の病を発症していない人たちといえます。

しかし、あらゆることに順応できるとは限りません。あるとき、求められたことに応えようとして応えられないことは誰にでもあります。例えば、仕事ではパフォーマンスが落ち評価も下がり、どんどん心が弱っていく。

そうすると、自信がなくなります。自分自身にネガティブになります。会社から嫌われたのではないかと思うようになります。

順応しようと努力すればするほど、仕事を楽しめなくなります。そして、将来を悲観するようになります。

心の病は、真面目に生きようとするために起こる病なのです。

だから私は、患者さんに必ずこう語りかけています。

「心の病は、生きている証ですよ」

私のクリニックには、短期間の治療で回復する人もいれば、何十年も通い続けている人もいます。どちらかというと、どこの病院でも受け入れられない患者さんや病院に面倒だと見放された患者さんが多いようです。

私は、どんな患者さんにも幸せになる可能性があると思っています。そんな私の理念を、どこかで聞きつけて、わざわざ来てくれるのかもしれません。

私は、患者さんに、心の病は誰もがかかる可能性があるもので、悲劇でもなんでもなく、これからの人生を考えるターニングポイントだと伝えています。そして、幸せになるか、崩壊するか、どちらに転ぶかは、生きていることに価値があると信じられるかどうかだと話しています。

「広岡が言っているから信じてみようかな」

最初は、それでもいいと思っています。信じることができるようになった患者さんなら、時間はかかったとしても、きっと、心の病の経験が活かされた新しい生き方をつくりあげられるはずですから。

この症状を自覚したらクリニックに相談
（本人編）

ご自身で、以下の①〜⑤にあてはまるような症状がでて、2週間たっても変化がないと感じたら、一度、精神科のクリニックに相談してみることをお勧めします。

1 多弁になったり、悲観したり、人と接するのが苦痛になるなど、心に何らかの異変が生じている

2 イライラしたり、多量飲酒や過度の買い物をしたり、ふさぎ込んだりなど、行動に何らかの異変が生じている

3 眠れなかったり、おなかの調子が悪かったり、体がだるかったり、頭痛が続いたりなど、睡眠障害や食欲障害などがある

4 強い不安に怯えることがあったり、異様に強気になることがあったりなど、異常に情緒が不安定である

5 会社や学校に行けなくなったり、仕事がまったく手に付かなくなったりなど、日常生活、家庭生活、社会生活に支障をきたしている

※詳細は163ページ参照

この症状が見られたらクリニックに相談（家族編）

ご家族や大事な人に、以下の①〜⑥のような症状が現れて、2週間ほど続くようでしたら遠慮せずに一度、精神科のクリニックに相談してください。

1. 怒りやすくなっている、イライラしている
2. 気がふさいで、会社や学校に行きたがらなくなっている
3. 家族との会話がなく、部屋に閉じこもる
4. 家族にあたってくる。家族にクレームが増える
5. 多弁になったり、大騒ぎしたりなどの異常な行動が目につく
6. 大量にお酒を飲んだり、異常な買い物をしたりなど、何か依存することがある

※詳細は164ページ参照

第1章
心の病をつくる「不安心」と防ぐ「平常心」

第2章

現代の精神医療のここがおかしい

第3章

患者を救う「肯定的体験療法」

第4章 うつ病・躁うつ病の原因と対処

第5章 統合失調症の原因と対処

第6章 その他の心の病の原因と対処

第7章

心の病がきっかけで人生が豊かになる

第1章

心の病をつくる「不安心」と防ぐ「平常心」

ネガティブとポジティブのせめぎ合いから、心の病が生まれる

第1章では、どうして心の病を患ってしまうのか、そのしくみについて解説していくことにします。

いまの社会を生きる人たちは、誰でも心の病になるリスクを抱えています。それは、心の病で苦しんでいる患者さんを支えてきた、精神科医である私にもあり得ることです。

心の病には、「うつ病」や二大精神病といわれる「躁うつ病（双極性障害）」「統合失調症」の他に、不安障害といわれる「パニック障害」「強迫性障害」、さらに「解離性障害」などがあります。

現れる症状はそれぞれ異なりますが、心の病を発症するしくみは同じです。

さて、心とは何でしょうか?

患者さんにもよく聞かれることですが、私は、「**心とは、著しく発達した脳である**」と話しています。

脳には、恐れや怒り、喜び、悲しみ、驚きといった正と負の感情をつくる「情動中枢」や、呼吸や心拍、体温、消化、排尿・排便といった生命活動をコントロールする「自律神経中枢」など、私たちが生きていくために必要なあらゆる機能を支えるシステムがあります。

「心」とそうした脳のシステムは密接に関連しています。このことがよくわかるのが、心の病によって体に現れる症状です。

眠れなくなったり、食欲がなくなったり、おなかがゆるくなったり、吐き気がしたり、ふさぎこんだり、心臓が異常にドキドキしたり……。クリニックを訪れる患者さんも、そうした症状をよく口にします。

私たちは、この心を起点にして、ものごとを考えたり、感じたり、誰かと話したりしています。

私は、**心には2種類ある**と考えています。**ポジティブな成分である「平常心」と、ネガティブな成分である「不安心」**。自分の心の中で、2つのうちどちらが中心にあるかということで、ものごとのとらえかたはまったく変わります。

自己の中心が平常心にあるときは、ものごとをポジティブにとらえたり、考えたりしますが、**不安心にあるときはネガティブ**にとらえたり、考えたりします。どちらが楽しく生きられるかといえば、もちろん平常心です。

だからといって、不安心が不要というわけではありません。

自己の中心が平常心にあり続けると、危機管理ができなくなるからです。自己の中心が不安心にあるからこそ、危ないものや怖いものなどに気づき、対策を考えられます。不安心には、私たちが安全に生きるための警報装置の役割があるのです。

「平常心」と「不安心」そのどちらが中心になるのかを決める条件のひとつは、そのときの感情や体調などです。

心は情動中枢や自律神経中枢と連動しているため、気持ちが前向きだったり、体調が良ければ自己の中心は平常心にあり、逆なら不安心にあります。体調が良いときは優しいのに、悪くなると不機嫌になる人がいるのは、そのためです。

そしてもうひとつは、人生におけるさまざまな経験を通じて、平常心、不安心のどちらが自分の中で大きくなっているのか、ということです。極端に差があると、大きいほうが中心になる確率が高くなります。

つまり、**不安心の成分が大きくなればなるほど、自己の中心が不安心にあることが多くなり、ものごとをネガティブにとらえたり、考えたりすることが多くなる**ということです。それが、病んでいる心の状態です。

心の病から回復するヒントもここにあります。

クリニックを訪れたときの患者さんには、「なんとしても心の病を治したい」という強い思いがあるため、自己の中心は平常心にあります。ただし、心の病のため平常心は小さくなっています。わずかに残っている平常心を、患者さん自ら少しずつでも大きくしていく過程を支えていくのが、精神科医としての私の役割です。

心と脳の関係

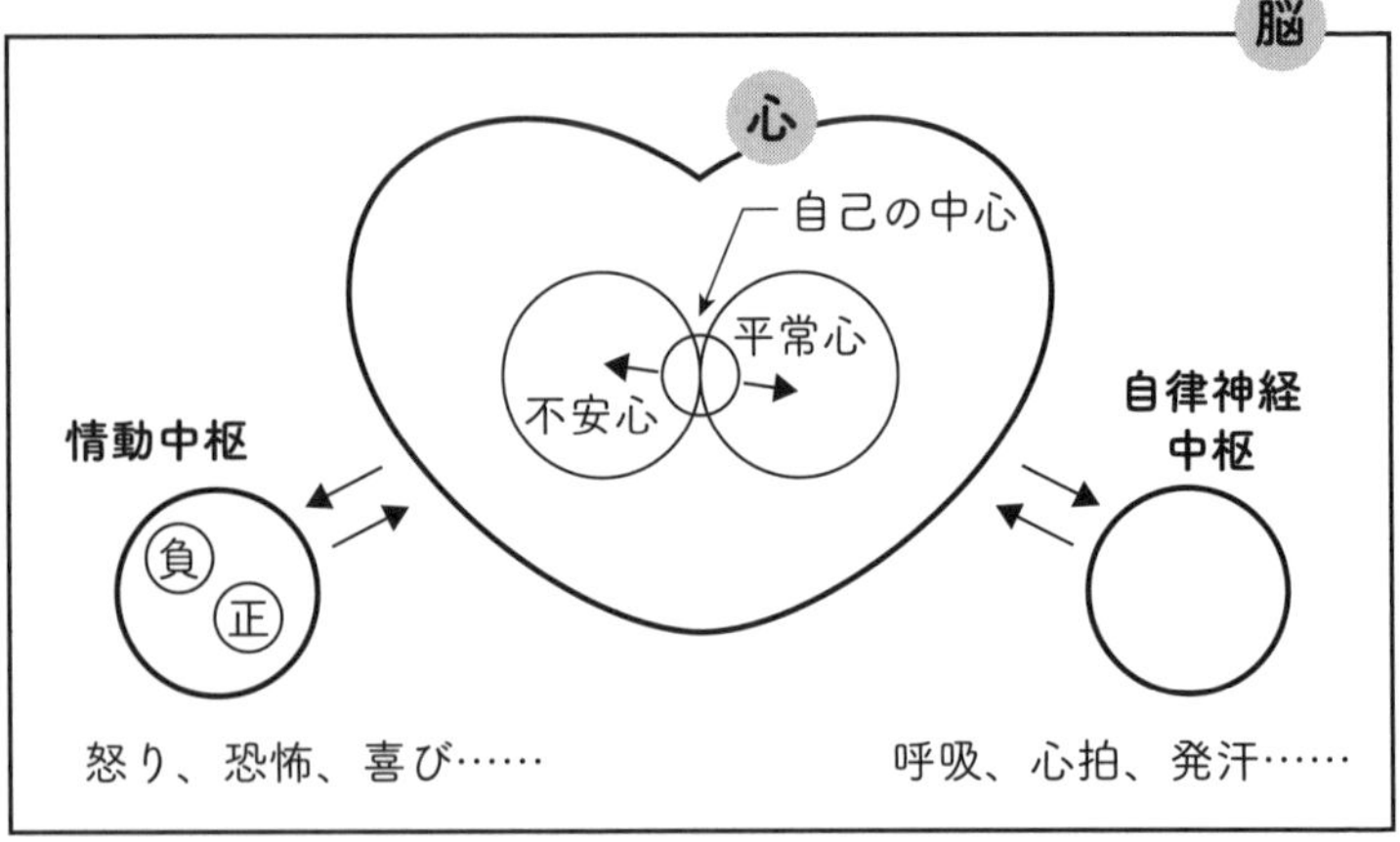

※私たちの心には「平常心」と「不安心」の２種類があります。感情や体調などによって、自己の中心がどちらにあるか、変わってきます

正常な心と病んだ心

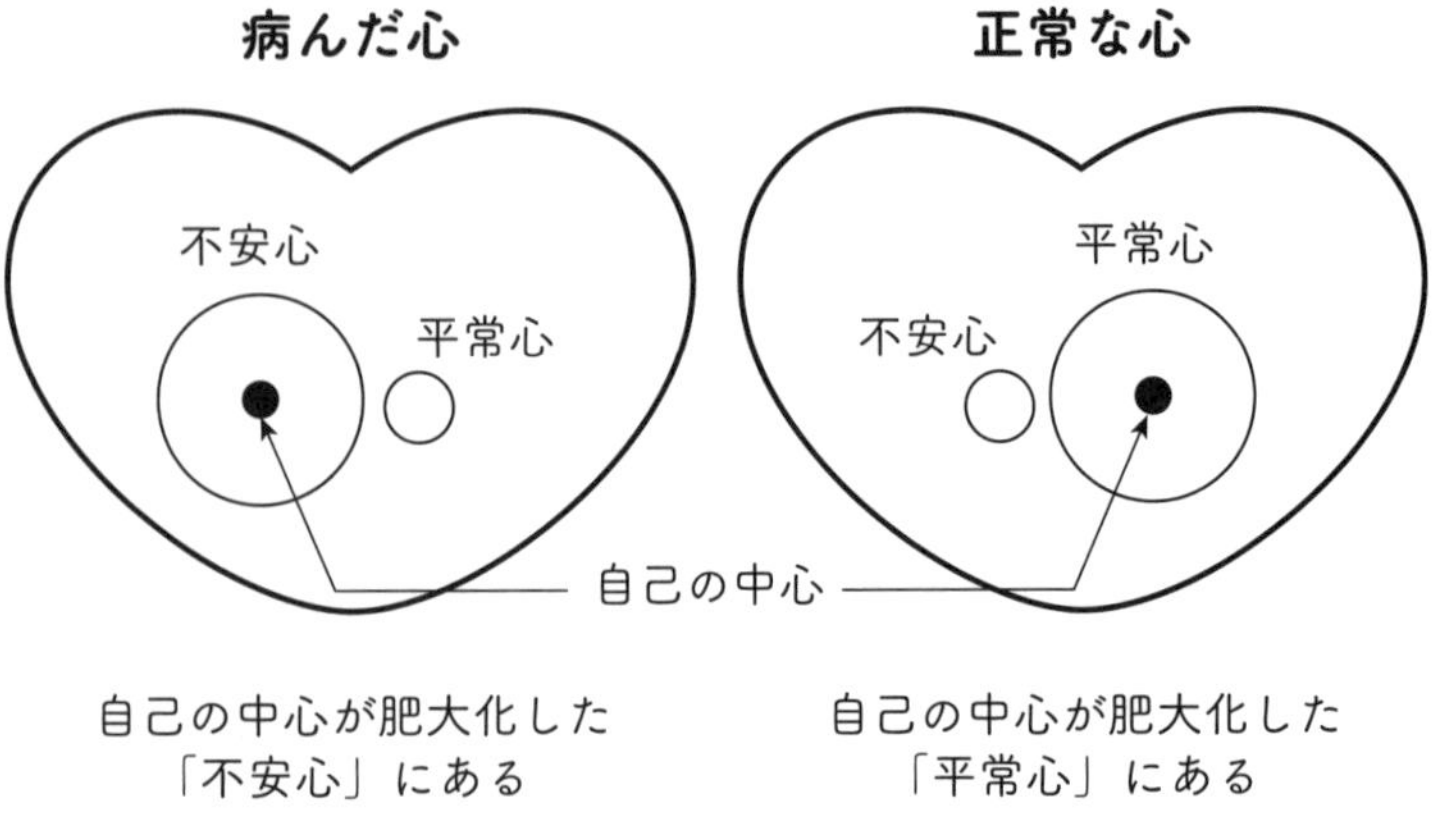

自己の中心が肥大化した「不安心」にある
自己の中心が肥大化した「平常心」にある

不条理な人間社会に生きる私たちは、誰でも心の病になるリスクがある

心の病の元凶となるのは、心の中で大きくなっていく不安心です。

平常心も、不安心も、生まれてからのさまざまな経験を通して蓄積されていく記憶によってつくられます。楽しかった、うれしかったといったポジティブな記憶が多くなれば平常心が大きくなるし、裏切られた、怖かったなどといったネガティブな記憶が多くなれば不安心が大きくなります。

そういう意味では、**心の病は、人として生まれ、生きてきたことによって発症する、「生活者の病」**と言えます。

不安心は大きくなっても困りますが、まったくなくなっても困ります。先ほど述べたように、危機管理ができなくなるからです。それでは、私たちは、いつから不安心を持つようになったのでしょうか。

それは、地球上に人類が誕生したときからです。

地球上の表面にはびこるように形成された生物界は、強いものが弱いものからエネルギーを奪って生き残っていく、弱肉強食という不条理な世界です。そこには、危ないことや怖いことを認識する不安心は欠かせない成分です。

これを触ったら熱かったから、触らないようにする。あの動物に噛まれたら痛かったから、次は逃げる。危機を危機と認識できないと、すぐに命を落とすことになります。つまり、**不安心とは、生存を脅かされることで生まれるもの**なのです。

ただし、この頃の不安心は、心の病をつくるほどのものではありませんでした。というのは、生存競争に勝ち残るためだけの成分だったからです。**生存本能だけで生きていた時代は、おそらく、心の病などほとんど存在しなかった**と考えられます。

もちろん、この時代にもポジティブな成分である平常心もありました。

生き残るためには仲間と協力したり、他の生物と共生したりすることも必要だったからです。また、太陽や水、食物などといった自然の恵みに対する感謝の気持ちは、現代人より、はるかに大きかったと思われます。

他者への想像力が不安心を増大させる

他の動物と比べると体が小さく、力も強くない人類が、不条理な生物界の中で生き残ってきたのは、著しく脳が進化し、知覚領域を超える思考力を身につけたからです。それを、私たちは想像力と呼んでいます。

想像力を獲得したことで、未来のことを考えられるようになり、相手のことを考えられるようになり、生存競争を勝ち抜くための戦略が一気に進化します。

相手の動きを読んでわなを仕掛けたり、手に入る材料で武器をつくったり、戦況を分析して守ったり、攻めたり……。想像力を駆使することで、ただ相手を力でねじ伏せればいいと考える他の動物たちの脅威に打ち勝ってきたのです。

人類が進化の過程で獲得した、この想像力が、実は、心の病をつくる大きな要因にもなりました。

というのは、生存競争に勝ち残るための想像力を、敵である他の動物だけでなく、協力して戦ってきた仲間にも働かせるようになったからです。**想像がポジティブなものなら、愛情が深まり、連帯感が強くなり、信頼感が増します。逆にネガティブなものなら、猜疑心が生まれたり、不信感が芽生えたりします。**ちょっとした相手に対する怒りが、恨みや憎しみに変わることもあります。

ポジティブな想像力から生まれたのが、共同体を維持するために考えられた、倫理や道徳です。共同体をもっと良くしたい、強くしたいという想いが、ポジティブな想像力を働かせたのです。生存競争に勝ち残るためにつくられた小さな集団（共同体）は、みんなで守る倫理や道徳があることで、より強く、大きくなっていきます。

小さなグループから大きなグループへ、そして国へと発展していきます。「信じる」というポジティブな心（信仰）を拠り所とする共同体である宗教も、そのひとつと考えられます。

ネガティブな想像力から生まれてしまったのが、共同体同士の争いです。他の共同体が、自分たちの利益を侵害しようとしている、という想像は争いの火種になりやすいものです。ウクライナやイスラエルで続く戦争でわかるように、いまもなお、争いは世界のさまざまなところでくり返されています。

想像力が心の病をつくることになったのは、想像力を働かせることで、ポジティブな成分も、ネガティブな成分もより強くなったからです。要するに、平常心、不安心ともに肥大化させることになったのです。

心にとって平常心の肥大化はうれしいことですが、不安心の肥大化はネガティブ思考を深刻にします。**不安心が大きくなれば、それだけ自己の中心が不安心にあることが多くなる**からです。

そもそも想像力は、人を不安にさせるものです。なぜなら、想像力を働かせて未来のことや相手のことを考えると、わからないことだらけだと気づくからです。人間は、知らないことに対して、不安や恐怖を感じやすいところがあります。

みなさんにも、知ることで不安が消えた、怖くなくなったという経験があると思います。私たちは、人に対しても、社会に対しても、それだけ想像力を働かせて解釈するところがあるのです。

生物界の不条理から生まれる ポジティブ成分とネガティブ成分

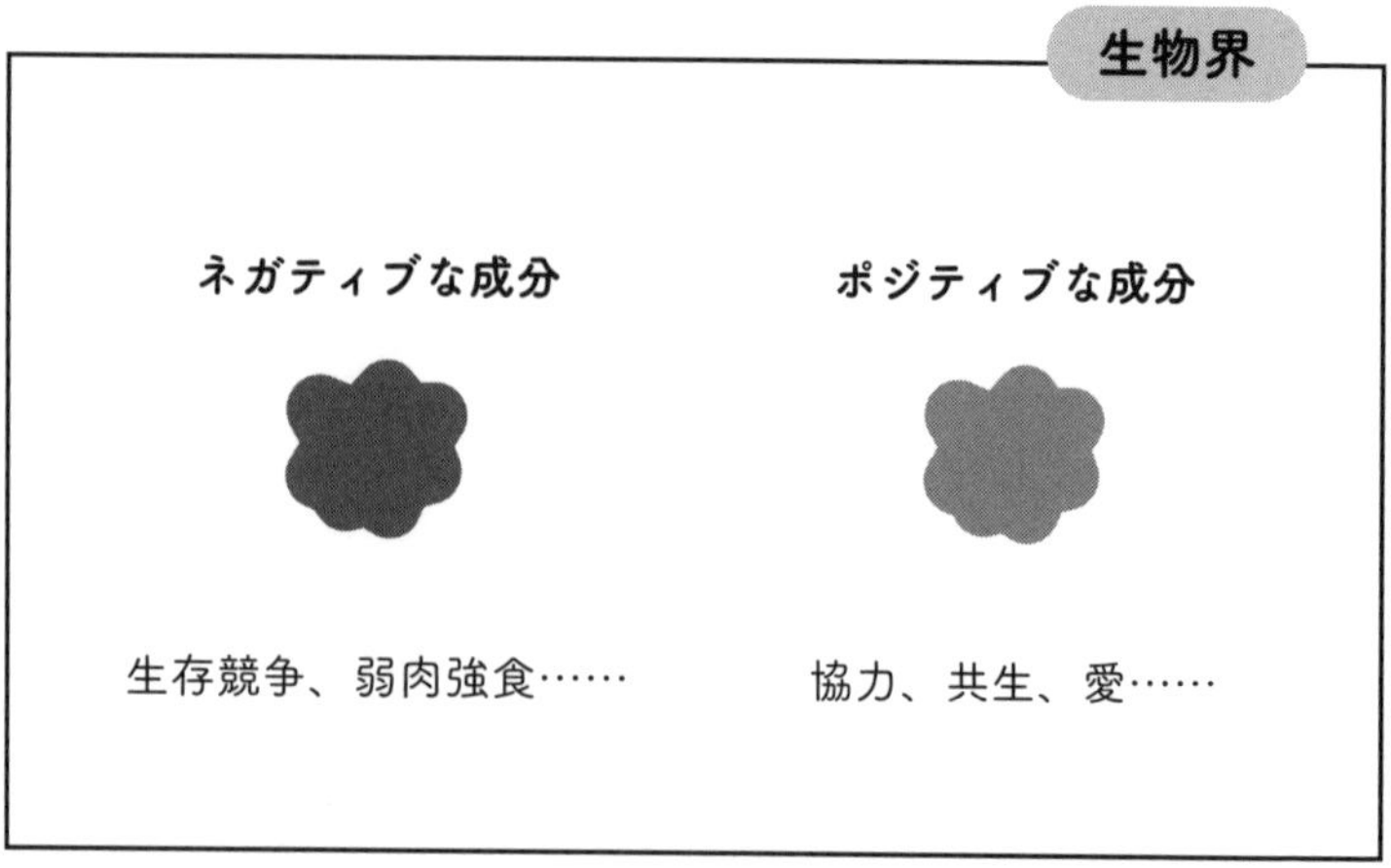

想像力によって拡張された ポジティブ成分とネガティブ成分

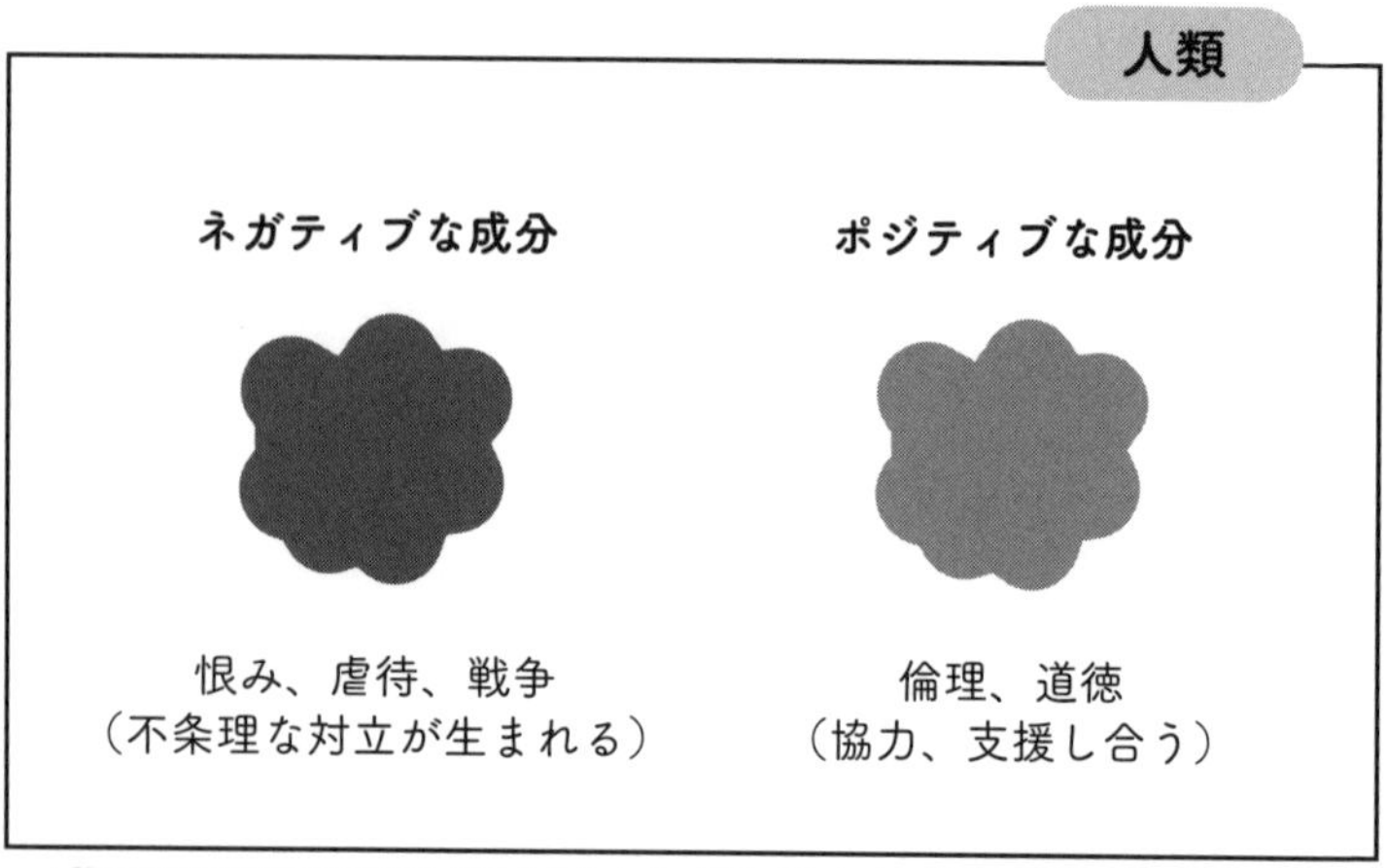

人間は進化の過程で想像力を発達させたため、動物が持たない倫理や道徳が生まれた反面、恨みや争いなどのネガティブな側面も発達していった

自分の存在を脅かす4つのストレス源

他の動物に生存を脅かされることがなくなったいまの時代、**不安心の多くは、周囲の人間の言動から生まれています。**自分を嫌っているのではないか、自分に対してマイナスな行動をとるのではないか、という妄想を抱き、そのことで自分の存在を脅かされるという恐怖を感じるからです。

「自分は生きる価値がない」
「自分には居場所がない」
「自分は必要とされていない」……。

そうした不安心を大きくするのもまた、想像力です。そして、**私たちのまわりには、存在不安につながる要素が生活のあらゆる場面にあります。**

それを総称して、私たちは**「ストレス」**と呼んでいます。

ストレスの元となる「ストレス源」は、**「集団社会から受けるストレス」「家族から受けるストレス」「自分の心の状態から受けるストレス」「自分の体の状態から受けるストレス」**という4つに分けられます。

集団社会から受けるストレスとは、会社や学校、地域社会などといった共同体の中で活動することで受けるストレスです。

現代社会では共同体が多層化しています。インターネット上の共同体も含めると、小さなコミュニティやグループは無数にあるといっていいでしょう。家族以外の人と接する場所が会社や学校に限定される人は、ほとんどいないと思います。

仕事をしているだけでも、勉強をしているだけでも、何かしらのストレスを受けるわけですから、**活動する場所が増えれば、それだけストレスを受けるリスクは高くなります。**

昔は、家族は、集団社会から受けたストレスを癒す小さな共同体でした。それが、どんどん大きくなっていく共同体での家族の役割だったはずです。しかし、核家族化が進み、構成人数が少なくなることで守る力が弱くなってきています。

それどころか、外でのストレスを消化しきれないまま家に戻ることで**家族がストレスの発散場所となり、それが他の家族にとってのストレスになる**こともあります。

自分の心の状態がストレス源になることもあります。

患者さんの多くは、心の病の症状がいちばんのストレスだと口にします。心の病が、さらに不安心を大きくしているのです。

心の病でなくても、たとえば憂鬱でやる気が起きない日が続いたり、家族に怒りっぽくなっている自分に気づいたりすると、ストレスになります。記憶力や判断力などが低下してパフォーマンスが落ちると自分が許せなくなります。

体の状態が悪くなっても、やはりストレスになります。

いままでできていたことができなくなる、時間がかかるようになるとストレスになるし、痛みが続いたり、だるさが続いたりすると気分が落ち込みます。

こうしてみていくと、**心の病にならないのが不思議なくらいに、私たちのまわりはストレスだらけ**です。だからこそ、心の病は「生活者の病」と言われるのです。

ネガティブな記憶から生まれる「不安の積み木」と「心の病の種」

不安心は、さまざまなストレスを受け、ネガティブな記憶が積み重なっていくことで大きくなります。そのイメージから、私は「**不安の積み木**」と呼んでいます。そして、積み木が重なっていく過程で、心の病につながる「**心の病の種**」が生まれます。

心の病の種とは具体的にどういうものなのか。たとえば、「劣等心」などがそれに当たります。誰かと比べて自分は劣っていると感じる経験は、誰にでもあると思います。それが何度もくり返されることでつくられるのが病の種です。

劣等心の種があると、うつ病を発症することがあります。

どういった種が生まれるかは、環境や体質、経験などによって人それぞれ異なり、その違いが症状の違いとして現れます。

しくみは同じでも、ある人はうつ病、ある人は統合失調症、ある人はパニック障害などと発症する心の病が異なるのは、不安心につくられる種の違いにあるのです。

ストレスがまったくない人がいないように、心の病の種をひとつも持っていない人もいません。いろいろな種がありますが、**誰もが何かしらの種を持っています**。昔は、心の病は特定の人だけが発症する病で忌み嫌われるところがありました。家族が発症すると、その事実を知られないように隠すことさえあったほどです。

しかし、心の病の種を持つ私たちは、誰でも発症する可能性があります。

統合失調症の種となるのは、職場や学校などの集団社会の中で存在を脅かされる経験を重ねることで生まれる「被害心」や「脅威心」です。

みなさんには、誰かの言動に傷ついたり、裏切られたり、結果が出なくてビクビクしたりした経験はありませんか。そういう経験が多い人は、心の病を発症していなくても、不安心の中に、統合失調症の種があるということです。

持っている種は、ひとつの心の病だけとは限りません。
うつ病の種も、統合失調症の種も、パニック障害の種も、併せ持つ人はいます。

私の患者さんの場合でも、複数の心の病を発症することはよくあります。パニック障害の患者さんにうつ病の症状があったり、逆に、うつ病の患者さんにパニック発作が起きたり……。

どうして複数の心の病が併存するのかというと、発症のしくみはどの心の病も同じだからです。**病の種を複数持っている人は、その種のどれかが症状として現れると、他の種の症状が現れるリスクもある**ということです。

代表的な心の病のそれぞれの種については、第4章以降で改めて解説しますが、心の病の種は、多かれ少なかれ誰にでもあります。

心の病に悩まされる人とそうでない人がいるのは、発症するか、しないかの違いだけなのです。

4つのストレス源

③心	①集団社会
不安感情から生まれるストレス	会社や学校、地域社会などから受けるストレス
④体	**②家族**
体の状態から受けるストレス	親、兄弟との関係性から生まれるストレス

不安心から生まれる心の病の種

統合失調症の種
脅威心、被害心

躁病の種
欲望、優越心、肥大心

うつ病の種
劣等心、微小心

解離性同一性障害の種
状況に応じた自己表現・表出

パニック障害の種
自律神経と不安感情の興奮

強迫性障害の種
自分自身の行動に対する不安心

不安の積み木が過度に積み重なると、心の病の症状が現れる

不安の積み木が積み重なって不安心がどんどん大きくなり、ある限界を超えると、病の種から心の病の症状が現れるようになります。その限界のことを、「**発症の閾値**」といいます。

閾値に影響を与えるのが、ひとつは平常心と不安心の成分のバランスです。

不安の積み木が重なっていっても、平常心が大きければ自己の中心は平常心にあることが多くなるため、ものごとをネガティブにとらえたり、考えたりする頻度を抑えられます。それだけ、不安心の肥大化を食い止められるということです。

相手の言動を「自分のために言ってくれている」と受け取るか、「自分のことが嫌いだから言っている」と受け取るかは大きな違いです。ネガティブにとらえれば、またひとつ不安の積み木を重ねることになります。

閾値に影響を与えるもうひとつは、**脳の状態**です。

脳が疲れてしまって神経回路の器質的な異常が生じたり、機能失調を生じたりすると、心の病を発症しやすくなります。

なぜなら、不安心は心の中にある成分ですが、不安のもととなる恐れや怒り、悲しみといった不安感情は、心と連動している情動中枢で生まれるからです。つまり、脳の状態が悪くなると情動中枢が異常反応することが多くなり、それだけ不安心を大きくすることになるのです。

そして、不安心が大きくなると情動中枢がより敏感に反応するようになり、さらに脳に負担をかけることになります。**心の病を発症すると、なかなか抜け出せなくなるのは、心と脳の悪循環がくり返されるからなのです。**

「心の病は脳の病である」と言う専門家もいます。一方で、「心の病は心の病である」という専門家もいます。間違っているわけではありませんが、患者さんを心の病から救うには、どちらの視点も必要です。

心の病の発症のしくみ

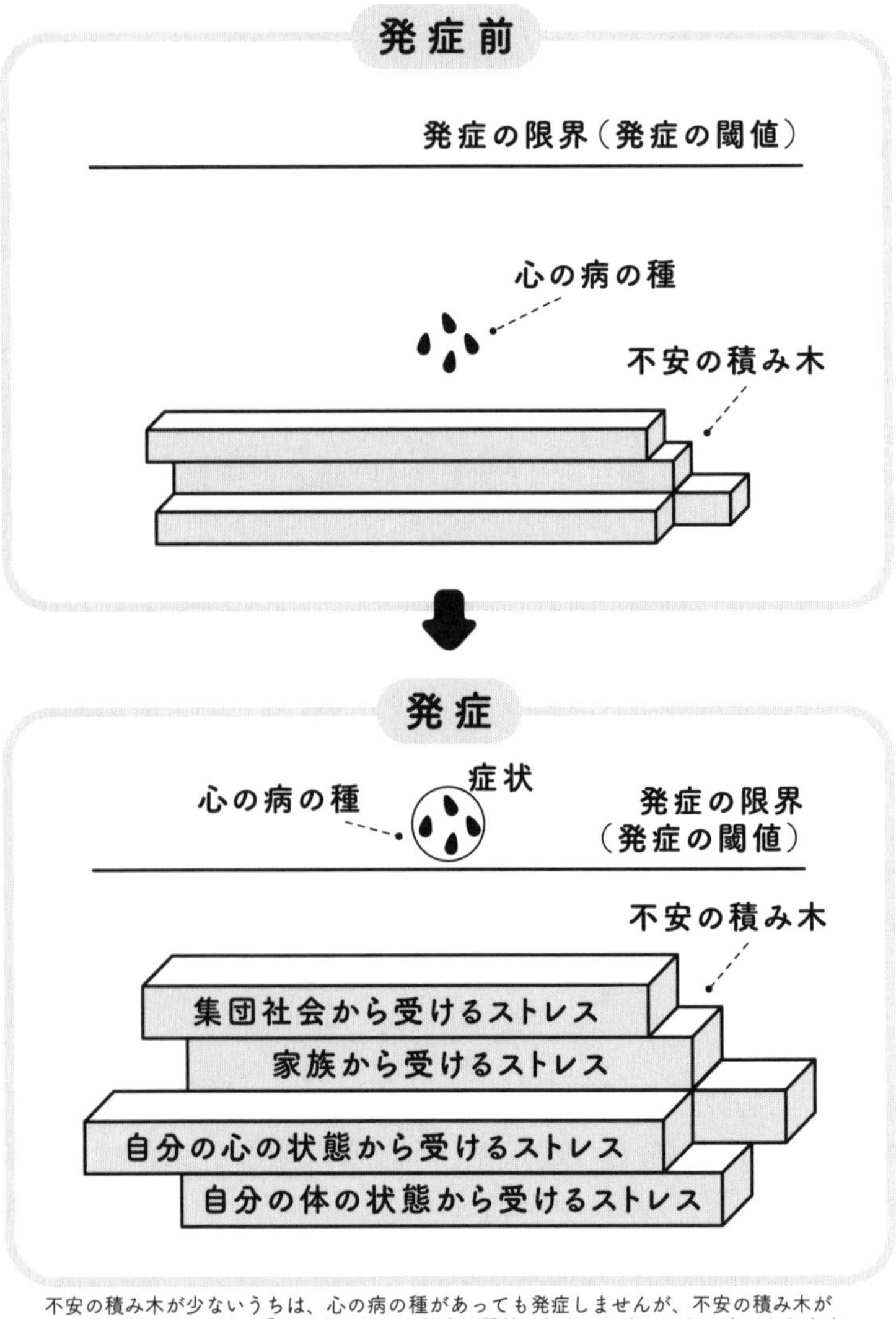

不安の積み木が少ないうちは、心の病の種があっても発症しませんが、不安の積み木がどんどん積み重なると、「心の病の種」が発症の閾値を超えてしまい、心の病になります

病の種と発症の限界

病名	種	発症の限界
うつ病	劣等心 ・ 微小心	心の疲弊
情緒不安定性うつ病 （非定型うつ病を含む）	情緒不安定	心の疲弊
躁うつ病の躁病	欲望・優越心 ・ 肥大心	躁うつ病に対応する中枢神経の異常興奮
統合失調症	脅威心 ・ 被害心	統合失調症の幻覚妄想に対応する中枢神経の異常興奮
社会恐怖症	社会順応不安心	社会の中で心と体が嫌われる恐怖心と、その身体化を制御できなくなる
強迫性障害	自分自身の行動に対する不安心	自分自身の思考と行動を信頼できなくなる
パニック障害	自律神経と不安感情の興奮	自律神経と不安感情の自律的制御ができなくなり過剰興奮する
解離性同一性障害	状況に応じた自己表現・表出	自己表現・表出が別人のようになる

病の発症を抑えるためには「平常心」の強化が重要

精神科医が行う**心の病の治療は、不安心の肥大化を抑えながら、弱っている平常心を強く**していくという戦略になります。心の病から回復するには、どちらも欠かせない治療です。

不安心の肥大化を抑えるためには、「心の病は脳の病である」という視点からのアプローチが必要になります。具体的な治療方法は、「薬物療法」です。**薬を使って、脳の神経の働きを正常化し、脆弱化している脳の機能を回復させる**ことで、情動中枢の異常反応をなくします。

平常心が弱体化していない場合は、脳の状態を整えるだけで症状がおさまる場合もあります。実際、薬物療法だけで社会復帰されている人はたくさんいます。

「心の病は心の病である」と言う専門家の中には、薬は効果がないという人もいますが、脳の機能が回復するだけでも発症のリスクは減ります。

弱っている平常心を強くするのが、「心の病は心の病である」という視点からのアプローチになります。具体的な治療方法は、**「精神療法」**です。

医師が患者さんのポジティブな成分に働きかけて平常心を大きく、強くします。

平常心を強くするためにも、薬物療法は必要です。

というのは、不安心の肥大化を抑えられると、平常心に自己の中心があることが増えるからです。ポジティブにものごとをとらえられる状態でなければ、患者さんの平常心を大きくすることはできないのです。

「心の病は脳の病である」と言う専門家に抜け落ちているのは、脳の機能は回復しても、心に蓄積されている不安心が消えているわけでも、小さくなっているわけでもないということです。

とくに重い症状が現れている人は、日常生活を送れるようになっても、不安心はなかなか消えないし、小さくなりません。そのため、薬で症状がいったんおさまっても再発することになるのです。**平常心を強くするという点では、薬は無力**なのです。

薬物療法と精神療法の効果を同時に得られる治療。それは、「**環境療法**」です。

医師としては、職場でのストレスが原因と考えられるなら、「誰かにカバーしてもらいましょう」「有給休暇を使って少しのんびりしましょう」「思い切ってしばらく休職してはどうでしょうか」などとアドバイスすることしかできませんが、環境を調整することで脳の疲労を回復させたり、平常心を強くしたりすることは可能です。

私は、**心の病からの回復には平常心の強化がもっとも大事**だと考えています。

心の病をつくる不安心をどうやって小さくするか、どうやって消すかに着目したくなりますが、自己の中心が不安心にあっては、何をやっても患者さんはポジティブに受け取れないからです。

平常心で生きる力をつけてもらいたい。それが、私の治療の基本方針です。

その結果、不安心が心に与える影響が小さくなり、だんだん形骸化していって、気がついたら消えてしまっている。そうなっていく患者さんの姿を、私は毎日のように見てきています。

ただし、**平常心を強化していくのは、あくまでも患者さん自身です。精神科医は、それ支援する立場**なのです。

第2章

現代の
精神医療の
ここがおかしい

心の病の「現在」だけでなく「過去」の症状も把握する

私は、初診のとき、患者さんの心の病の全体像を把握するために、約1時間、長い場合は1時間半かけるときがあります。

どうしてそれほど時間をかけるのかというと、**どういう症状なのか、どういう経緯で発症したのかなど細かく見ていかなければ、正しい診断をすることも、回復に向けた適切な治療をすることもできない**からです。

心の病は、病気ごとに設定されている症状が、いくつ当てはまるかで診断されるのが一般的です。うつ病の診断基準を満たしていればうつ病、パニック障害の診断基準を満たしていればパニック障害と診断されるということです。

逆に、うつ病に設定される症状が1つ、2つあったとしても、診断基準を満たしていなければ、うつ病とは診断されません。気になる症状であっても、精神科医によっては、診断基準を満たしていないという理由だけで無視されることもあります。

私は、**患者さんが悩んでいる症状は、診断基準に設定されている症状だけでなく、患者さんだけに現れる固有の症状も含めて、すべて重要**だと思っています。

心の病と疑われる症状が現れたということは、発症の閾値を超えるほど不安心が大きくなっているということです。1つ現れたということは、続けて2つ、3つと現れる可能性を否定できません。また、別の心の病の種を持っていたとしたら、他の心の病を発症する可能性もあります。

実際、第1章で述べたように、複数の心の病が併存することはよくあります。ひとつの診断がつくと、併存している心の病は見落とされがちですが、私は、それは絶対に避けたいと思っています。見落とすと、患者さんを心の病から回復させることができなくなるからです。

症状の把握には、クリニックに来ているときにわかる症状だけでなく、生まれてから現在までに抱えたことがある、「**時間的な症状の把握**」も重要です。

どこの精神科でも初診のときに病歴をとると思いますが、その病歴だけで、かつてこういう症状があっただろうとか、こういうことに悩まされただろうと推測してはいけません。

たとえば、「DSM－5」と呼ばれる、うつ病の診断基準に並べられている項目は次の9つです。

①1日中、気分が沈んでいる
②あらゆることに興味や喜びが低下している
③体重の減少または増加、あるいは食欲不振または増加している
④眠れない。あるいは過剰に眠る
⑤落ち着きがない、またはボーッとしている
⑥疲れやすい、または気力の低下を感じる
⑦自分に価値がないと思う、または罪悪感がある
⑧思考力や集中力、決断力が低下している
⑨自殺を考えたり、自殺の計画を立てたりする

すべての症状が現れた人もいるでしょうし、3つか、4つという人もいると思います。人によっては怒りっぽくなったり、反応が鈍くなったりしたという人もいるでしょう。同じ病気でも症状は人それぞれ異なるため、ちゃんと聞く必要があります。

症状の全体像がわかると、誤診することはほとんどないと思います。

精神科医が最初にやるべきことは、患者さんが悩んでいること、苦しめられていることを丁寧に聞いていくことです。

最初は、眠れないとか、頭が痛いとか、食欲がないといった体に現れている異変を話すことが多いですが、丁寧に聞いていくと、心の病の症状だけでなく、以前も眠れなくて精神科にかかったことがあるとか、治療は受けていないが悩みを抱えたことがあるとか、話してくれるようになります。

患者さんが自分の症状のことを話せる状況をつくるには、どのような内容であっても、否定することなく、すべてを受け入れることです。

心の病の治療は、患者さんの「医師を信頼したい」という心と、医師の「患者さんを治したい」という心がつながることから始まる、と私は考えています。

なぜ、うつ病は「人格者の病」だと言えるのか

患者さんがどういう症状に悩まされているか把握できたら、次は、**どうしてそういう症状が出るようになったのか発症の過程を聞いていきます。**

仕事のこと、勉強のこと、会社での人間関係、家族とのかかわり方、気になっている自分の体質、体で気になるところなど、要するに、不安の積み木となる４つのストレス源について、一つひとつ丁寧に聞いていきます。

ここでも大切なことは、どういう内容であっても受け入れて耳を傾けることです。

発症の過程を聞いていくと、社会人としての適応力があるために発症したというケースに気づくこともあります。

会社や上司の不当な要求にがんばって適応しようとすることで、発症の閾値を超えることがあるのです。そういう場合、私は「**人格者の病ですね**」と患者さんに伝える

ようにしています。実際、**真面目に応えようとした結果**だからです。実は、定型的なうつ病は、ほとんどそれです。

医師と患者さんとの間に信頼関係が生まれると、たとえば、家族に同じ心の病で苦しんでいる人がいるなど、伏せておきたいことまで話してくれることもあります。どこまで話してもらえるかは、医師と患者さんの関係によりますが、そういった情報は治療していくうえでの重要なヒントになります。

症状の全体像を把握し、その発症過程を把握できると、精神科医には回復過程とそのための具体的な治療方針も見えてきます。

ここで大切なことは、どういう心の病なのか、これからどういう症状が現れる可能性があるのか、その症状をどう受け止めて、どうやって克服していくのか、医師と患者さんがともに認識していくことです。

ここまでが、私が初診のときに行っていることです。ここまでやるから時間がかかるし、ここまでやらなければ患者さんのための治療はできないと考えています。

心の病は、薬物療法だけでは治らない

私のクリニックにおいても、**治療の基本は薬物療法と精神療法**になります。心の病を発症させてしまうのは、脆弱化した脳と肥大化した不安心（弱体化した平常心）ですから、両面からアプローチするのは当然です。

精神科医のなかには、すぐに効果を得られる薬物療法に依存している人もいるようですが、それだけでは心の病から回復できないことは第1章で述べた通りです。薬物療法の効果が高いといわれる統合失調症や躁うつ病という二大精神病においても、**脳の状態を整えるだけでは症状を抑えることはできません。**

実際、私のクリニックに通っている統合失調症の患者さんも、薬を飲むことで落ち着いて生活できるようになりましたが、症状が消えることはありませんでした。

統合失調症には、幻覚や妄想、思考障害といった陽性症状と、意欲が低下したり、感情表現が少なくなったり、引きこもったりする陰性症状があります。薬は陽性症状には効くと言われますが、その患者さんには、陽性も陰性も効果がありませんでした。やはり、心の病を治すには、薬物療法に加えて精神療法が必要なのです。

うつ病に関してもそうです。うつ病は、薬を飲むと不安感情が抑えられて気持ちが落ち着き、ふつうの生活ができるようになります。しかし、薬を抜くと、情緒が不安定になり、異常行動が現れるようになります。

この現象を、薬が止められなくなる離脱反応という精神科医がいますが、私は精神療法を行わないから起こる現象ととらえています。平常心が強くなると、離脱反応で苦しむことはないと考えています。

薬物療法の目的のひとつは、脳の状態を整えて、発症の閾値を上げることです。そして、もうひとつは、不安心の肥大化を抑え、自己の中心が平常心にある状態をつくることです。つまり、**薬物療法には、時間をかけて取り組むことになる精神療法の下支えをする重要な役割がある**のです。

数多くある精神療法の「いいとこどり」をすればいい

心にアプローチする精神療法には、精神分析療法、認知行動療法、森田療法、マインドフルネスなど、よく知られているものだけでも10種類ほどあります。それぞれ「心の病はこうすれば治る」という独自のやり方を提唱しています。

どの療法も間違っているわけではありませんが、心の病を治したいと藁にもすがる思いの患者さんやその家族からすると、どれがいいのか、どの先生に相談すればいいのか迷われることが多いと思います。

迷わせる最大の理由は、どの療法も、自分たちが提唱する治療法以外は認めないところがあるからです。

他の療法と対立してしまうのは、どの療法も、提唱者の着想を起点に、ひとつの治す型をつくるところから始まっているからだと考えられます。そして、どんな心の病であっても、その型で治そうとする。患者さんの中には、その型がピタリとはまって回復する人はいます。

しかし、生活者の病である心の病は、症状も、発症する過程も人それぞれです。当然ながら、はまらない人も出てきます。はまらなければ治ることはありません。

心の病を治すことをビジネスととらえるなら、他の療法との差別化は重要なことなのかもしれませんが、それはあまりにも治療している側中心の考え方ではないでしょうか。心の病から回復できていない患者さんがいるという事実を、もっと受け止めるべきだと思います。

その点、私は、そうした療法をすべて否定するわけではなく、心の病に苦しむ患者さんを救えるなら、いいところは吸収するべきだと思います。

私に限らず、**臨床の現場で尽力している日本の精神科医の多くは、特定の精神療法に偏らずに、その都度患者に最適な方法を選んでいる**と思います。

私はそれを「**和の精神療法**」と呼んでいますが、患者さんに寄り添った最善の治療法と考えています。

著名な精神医療をマニュアル通りに実践しても治らない

心の病は不安心から生まれ、症状を改善するには「脆弱化した脳」と「肥大化した不安心」（弱体化した平常心）へのアプローチが必要だという、私の視点に立てば、よく知られている精神療法が完璧ではないことがわかります。

たとえば、**精神分析療法**です。

精神分析療法とは、**心理学者であるフロイトが考案した療法で、無意識に焦点をあてて治療する**のが特徴です。心の病の原因は、患者さんの無意識の中にある不安やトラウマ体験にあるという考え方です。

具体的な治療としては、心理テストや夢の内容を分析し、患者さんの心の内面を探り、原因を解き明かそうとします。しかし、たとえ無意識の中に問題があり、修復できたとしても、意識できる心の状態を改善できるかどうかはわかりません。

逆に、意識に焦点をあてて治療するのが、**認知行動療法**です。

認知行動療法とは、**アメリカの精神科医であるアーロン・T・ベック博士が提唱した療法で、自分の考え方や行動の特徴に気づき、それを見直すことで心の病を改善します。**主に、うつ病の治療法として行われています。

認知行動療法では、心の病につながる考え方や行動のことを「自動思考」と言いますが、不安心の中にある心の病の種と共通するものと考えていいと思います。

具体的な治療としては、患者さんの気持ちが落ち込んだり、つらくなったりしたときの状況や気分、考えを書き連ねていき、そのときにどう対処したのか、それでどう変わったのかも書き留め、それに対して認知行動療法家がアドバイスします。

しかし、気分が沈んでいるときに、その状況を客観的にとらえて書き留めるのはつらいものです。人によっては書き出したネガティブなことにとらわれて、さらに気分が沈むことも考えられます。

精神分析療法と認知行動療法に共通しているのは、心の病になるのは不安心が大きくなるからであって、小さくできれば、症状は消えるという考え方です。

不安心が小さくなれば症状が現れないようになるのは間違いではありません。しかし、症状が現れているときは、不安心に自己の中心がある状態です。その状態で過去のトラウマ体験を思い出したり、気分が沈んでいる自分のことを書き出したりすれば、さらに不安心を大きくすることになります。

治療がはまってうまく症状が改善するといいのですが、悪化させる可能性もあるのです。

2つの療法が見落としているのは、心が病んでいる患者さんに「手当」をしないいまま、精神療法を始めるところです。

ここでいう**手当とは、薬物療法で脳の状態を整え、医師と患者さんとのコミュニケーションを通して自己の中心が平常心にある状態をつくること**です。心の病を発症しているということは、脳が脆弱化し、自己の中心が不安心にある状態です。

そのまま精神療法を行ったとしても、どれほど効果のある療法でも、症状の改善にはつながらないと思います。

手当をせずに行うケースでは、医師ではありませんが、カウンセラーもそうかもしれません。心の病を治す専門家として頼りにされている人もいると思います。

カウンセラーは、傾聴するのが基本です。

心にある思いをすべて吐き出すことで心の安定を取り戻すことが目標です。カウンセラーのなかには、認知行動療法と同じように、心の病につながる自分の思考のくせに気づかせ、改めるところまで指導される人もいます。

カウンセラーの課題も、思いを吐き出すことですっきりする反面、抑えていたネガティブな思いを表出することで、そのネガティブな記憶が逆に不安心を大きくしてしまうことです。

傾聴というスタンスは、患者さんにすごく寄り添っているイメージがありますが、手当がないまま行うため、そのリスクがあるのです。

実は、私のクリニックには、開業当初はカウンセリングルームを設置していました。しかし、症状が改善するどころか、悪くなることが多かったことから閉鎖したという経験があります。

「ありのまま」を受け入れるとかえって危険なこともある

森田療法とは、日本で生まれた療法で、創始者である森田正馬氏がパニック発作に悩まされた体験が元になっているといわれています。

森田療法は、「患者さんが自分の不安や症状をありのまま受け入れて生活できれば、心の病は克服できる」という考え方です。つまり、不安や恐怖を排除しようとしない。そうした症状にとらわれて、無理に治そうとするから、かえって悪くなるということです。

森田療法と同じように、ありのままを受け入れることで心を強くしましょうと唱えているのが、**マインドフルネス**です。

アメリカのマサチューセッツ大学の教授であるジョン・カバットジン氏が提唱した理論で、欧米や日本のビジネスパーソンに人気のメンタルトレーニングでもあります。研修プログラムとして導入している企業も増えてきています。

ただし、**森田療法と異なるのは、表面的には仏教を取り入れていますが、あくまで西欧的な発想でつくられた療法**であり、意図的に自身の思考、感情、感覚のありのままをしっかりと観察して認識できるようになることを目的にします。それに対して森田療法のありのままは、東洋的で自然です。

森田療法であれ、マインドフルネスであれ、少し気分が落ち込んでいる、心がすっきりしないといったレベルならともかく、すでに心の病を発症している人にとって、ありのままを受け入れるのはなかなかむずかしいものです。

受け入れようとすればするほど、症状にとらわれ、さらに不安心を大きくします。ありのままを受け入れましょうといわれても、たとえば、心の病の引き金が会社の上司だったとしたら、受け入れられないこともあるでしょう。それなら、部署を変えるとか、小さな会社で異動がむずかしいなら転職するといったほうが、心の病が消える可能性があると思います。

症状が現れているということは原因があるということです。ありのままを受け入れ

る前に、まず、そこに着目すべきだと私は思います。

たとえば、私の患者さんに頭痛に悩んでいる人がいました。

内科で検査しても原因がわからないため、私のクリニックに相談にきたのです。

受験生だった患者さんの生活背景を聞いていくと、子どもの頃から続けてきた水泳に区切りをつけたかったけれども、親や周囲の期待に応えなければいけないという責任感から辞められなくて悩んでいるということでした。

私は彼に、思い切って親に相談してみてはどうかとアドバイスしました。

その後、その患者さんは、家族に水泳を辞めたいと話し、退部することになりました。すると、頭痛はあっさり消えてしまったのです。

ありのままを受け入れなくても、精神科医と話をすることで症状が消えることもあります。精神分析療法のように、深い分析をしたわけでもありません。


森田療法やマインドフルネスに共通しているのは、ストレスフルな日常を離れて、安定した環境で行うということです。

森田療法の場合は入院が基本ですし、マインドフルネスの場合はセミナールームや会議室など、仕事の現場から離れた場所で行うのが基本です。森田療法が主に個人療法であるのに対して、マインドフルネスは集団療法に含まれます。

たしかに、**絶対的な安心安全な環境であれば、不安感情が持ち上がってきても抑えることができます。ネガティブな考えが浮かんできても流すことができます。**

マインドフルネスのベースとなった瞑想では、「今」に集中すると、瞑想中に湧き上がるネガティブな自動思考に巻き込まれることなく流すことができます。これを「脱中心化」というようです。

しかし、そこで心の安定を取り戻せたとしても、ストレスが多い日常生活に戻ると不安心を抑えられなくなることも考えられます。それでは、心の病から回復できたとは言えないでしょう。

森田療法やマインドフルネスで身につけたことを日常に落とし込むには、大きなハードルがあるように思います。

マインドフルネスを活用した集団療法についてもう少し解説しておくと、この療法には、2つのアプローチがあります。

1つは、アクト（ACT）です。

アクトは、自分にとって夢、希望、自己実現を自覚し、それらの価値を獲得することを第一の目標にします。この療法は、心の病で失望した人たちにとっては、自己否定することになるため、自殺のリスクを高めることになります。

もう1つは、セルフコンパッションです。

セルフコンパッションは、他人に優しくするように、自分自身で自分に優しくする、「自己を思いやる」ことが最も重要な要素になります。

しかし、平常心が弱っていて、自分には価値がないと思い込んでいる患者さんは、「自分自身を思いやることは惨めな慰めでしかない」と受け取る可能性があります。自分自身の存在と人生には、かけがえのない意味と価値があると思えるようになってこそ、自分自身を思いやれるのだと思います。

私は以前、「自分のことを思いやってください」と患者さんに伝えて怒られたことで学んだことがあります。

「何でそんなこと言うの。他人が自分と同じように苦しんでいると言われても私には関係ない。今の自分の苦悩がつらいんだ。それを取って欲しいんだ」

患者さんの立場にすれば、その通りだと思います。

森田療法もマインドフルネスも、他の精神療法と同じように、やはり手当が抜け落ちているのです。

どの療法も心の病の症状を改善する効果があるのに手当を疎かにしてしまうのは、心の病を発症している人の平常心が小さくなっていることに気づいていないのかもしれません。

精神療法は、自己の中心が平常心にあるときに行うから効果があるのであって、不安心にあるときに行っても効果があるどころか、逆効果になることもあります。

小さくなっていても平常心に自己の中心があるから、医師の話を受け入れられるし、患者さん自身に治そうとする気力が生まれてくるのです。

感謝の心と理想の生き方を重視する精神療法

精神分析療法や認知行動療法といった著名な療法ではありませんが、精神科医や治療家のなかで用いられている療法もあります。そのいくつかを紹介しましょう。

1つは、**「マズローの人間性心理学」に基づく精神療法**です。

ビジネスパーソンにはよく知られているマズローの人間性心理学によると、人間の欲求は6つの層に分かれます。

第1階層は生理的欲求、第2階層は安全の欲求、第3階層は社会的欲求、第4階層は承認の欲求、第5階層は自己実現の欲求、そして第6階層は自己超越の欲求（社会貢献の欲求）です。

マズローには価値序列があり、第1階層から上がるにつれて人間的価値が高まるという信念があります。**マズローの人間性心理学に基づく療法では、自己実現の欲求と**

自己超越の欲求（社会貢献の欲求）を目標にするように指導します。

私は、まったく逆で、それらの階層をそっくりひっくり返すと良いと思っています。なぜなら、人間の欲求がどの段階であろうと、すべて生命を維持するために生まれた欲求だからです。

豊かで便利になった現代社会では、「人間の存続本能と生命の存続価値」が見えづらくなっています。私は、「どんなにつらくて惨めに思えても、生き続けることで絶対的なあなたの価値を生み出しています。生きることを第一の目標にして欲しいです」と患者さんに伝えます。

患者さんたちは、平常心が弱り切った状態で受診します。**欲求の価値序列は、失望した心の病の患者さんたちを窮地に追い込むだけ**です。多くの精神療法の問題点は、マズローの6階層の価値序列の信念と共通しているところがあります。

患者さんが窮地に立ったときには、第1と第2の階層に立ち戻ることをおすすめします。精神科治療の第一の目標は生き抜くことであり、自殺を防ぐことなのです。

マズローの欲求の6段階説と心の病の患者の欲求

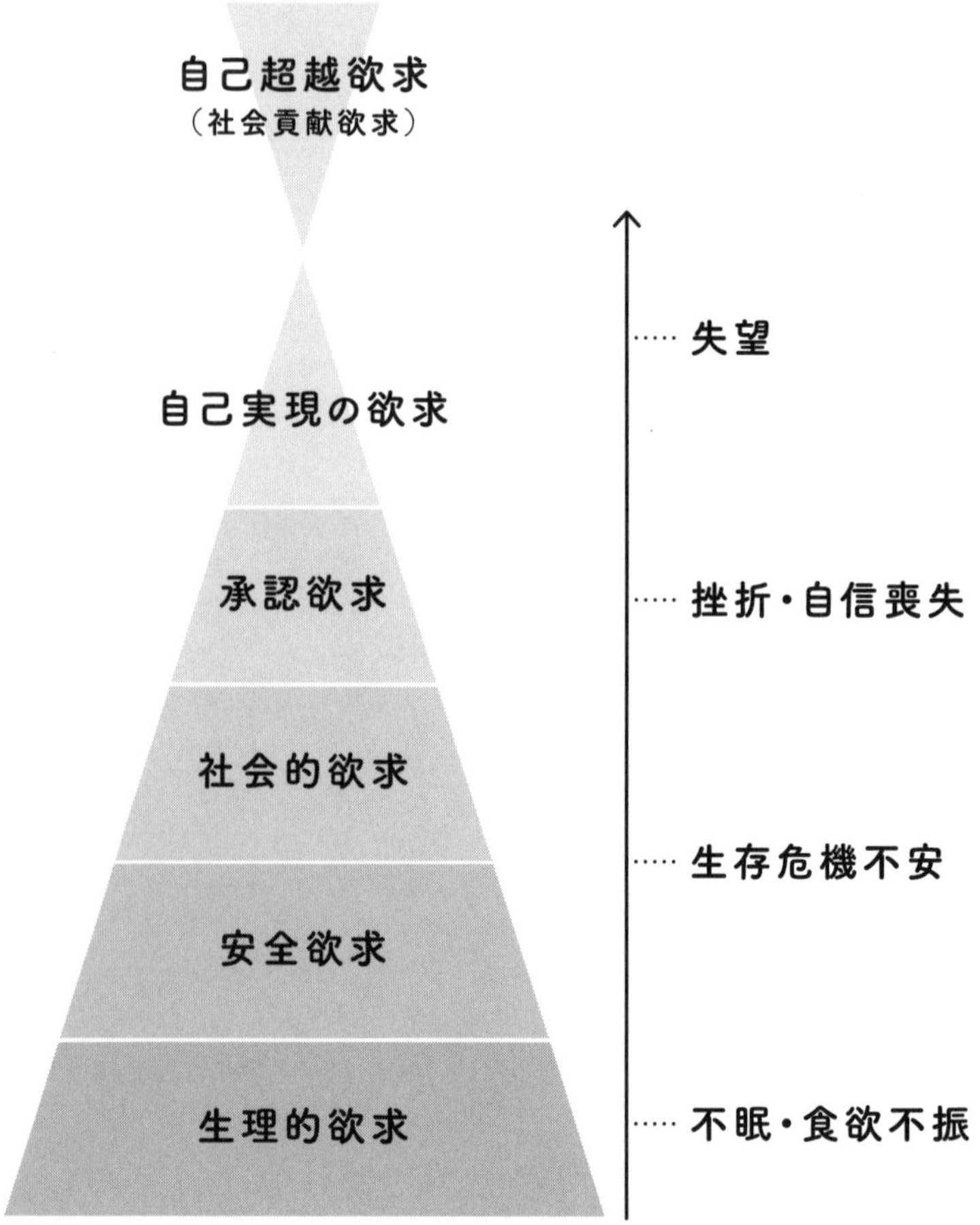

欲求の価値観は階層が上がるほど高くなるが、
存在は不安定化していく

もう1つは、**アドラーの個人心理学に基づく精神療法**です。

私は、アドラーの個人心理学のエッセンスを次のように理解しています。

社会に生きる人間の心には、人と比較して生じる「劣等コンプレックス」と、その反動で生じる「優越コンプレックス」がある。

劣等コンプレックスは生き難くする原因になる。他人と比較するのを止めて、自分の評価は、自分自身で決めることが重要である。

人間は、現在の自分自身を「劣等」と自己評価し、欠落している部分を「補完」していく存在である。そこから「優越」に向かって生きることを「目標」にする存在である。「目標」の内容は、人に貢献するものでなければならない。その目標を達成するためには「勇気」が必要である。

アドラーの考えは、健常者には良いのかもしれませんが、心を病んでいる患者さんにはつらいものです。

3つめは、**内観療法という仏教徒が考案した療法**です。

この療法では、子どもの頃に両親や知り合いから受けたご恩を思い出し、感謝の念が強まることを目標にします。そこで、これまでご恩を受けた人たちに自分が何をしてあげただろうかと思い出す作業をします。

この作業で「身勝手な考え方」を自覚し、とても良くなる患者さんたちがいるのは事実です。しかし、**親やいじめっ子によって虐待されてきた患者さんにとっては、とてもつらい**作業になります。

4つめは、**人間関係に焦点を当てた対人関係療法**です。

対人関係療法は、家族、社会の人たちとの人間関係をよくすることを目標に掲げ、時間をたっぷり取ることで手厚い療法になっています。この療法の趣旨は、多くの日本の開業医の精神療法の基本的なものです。

ただし、**治療期間が決められていることと、経済不安を抱えている患者さんにとって治療費が高額になるケースもあります。**

患者の事情に合わせたオーダーメイドの精神医療を提供する

最近、うつ病のことを「心のカゼ」という表現をすることがあるようです。

誰でもかかる可能性がある、という意味での比喩だと思いますが、誤解を生みかねない言い方です。


心の病は、短期間で治る病気ではありません。

蓄積してきた不安心から生まれるのですから、あっという間に消え去ることはないのです。3日や1週間で症状が消えたというのは、それは発症前で、うつ病なら、「うつ状態」と言われる段階だと思われます。


また、精神分析療法や認知行動療法や対人関係療法、マインドフルネス集団療法などは、治療を始める前からあらかじめ治療回数が決められている場合もあります。

はたして、期限内に必ず治るものでしょうか。回復途上で終わる人はたくさんいるはずです。費用の問題はあるとはいえ、途中で放り出される患者さんはどうなるのでしょうか。

心の病は、長い年月をかけて治していくものです。

もちろん医師としては早く治してあげたいのですが、早く回復することもあれば、私の患者さんのなかにも何十年も通い続けている人もいます。それを支え続けるのが精神科医の役割であると、私は考えています。

だからこそ心がけているのが、小さくなっている患者さんの平常心をいつも大事にすることです。そのために、**平常心が不安心で押しつぶされないように薬を処方し、悩んだり、苦しんだりしている患者さんに共感し、患者さん側に立って考え、言葉をかける**ようにしています。

心の病を治す専門家たちがよく口にするのが、「夢や希望を持ちましょう」「目標をつくりましょう」。夢や希望があると、生きることが楽しくなるのはわかります。

しかし、**心の病を発症している人は、夢や希望に挫折した人ばかりです**。それを理由に「生きている意味がない」「存在している価値がない」などと思っているのです。

そういう人たちに、「夢はありますか？」「やってみたいことはありますか？」「あなたの大事にしていることは何ですか？」というのは、患者さん側のことを考えた言葉とはとても思えません。

だから私は、「生きていれば成功だよね」と声をかけるようにしています。

実際、患者さんにとっては、それが精いっぱいですし、その価値を認めることが最初だと思っているからです。

どうしてこうした症状が現れるのか、いつまで続くのか、本当に治るのか、どうしたら治るのか、どういうふうに回復していくのか……。**患者さん側に立てば、患者さんの知りたいことや医師に聞きたいことが見えてきます。**

その一つひとつに丁寧に答えるのも、専門家としての精神科医の役割です。

こうした細々としたことに対応できるのが、私を含め、臨床の現場で患者と向き合う日本の精神科医です。

私たちの治療は、基本的に通院で行われます。そのため「**精神通院医療**」と呼ばれることもあります。**大学教授などの、理論中心の精神医療とは異なる**ものです。

定期的に病院に通ってもらい長期間にわたり経過を観察し、それぞれの患者さんが置かれた固有の状況に配慮しながら最適な治療を提供する。いわばオーダーメイドの精神療法です。

その間、患者さんが平常心で考える機会をつくることになります。患者さんの平常心を強くするという意味では、とても有効だと思います。それだけで、精神医療になるとさえ私は考えています。

日本の精神医療は「和の精神医療」と言いましたが、**精神分析療法、認知行動療法、森田療法などのエッセンスを取り入れながら、治療者中心ではなく、患者さん中心の精神療法**です。

その根底にあるのは、心の病を治していく主体は患者さんであり、それをいつまでも支えるのが精神科医であるという考え方です。

第3章

患者を救う「肯定的体験療法」

見落とされている「平常心を強くする」という視点

精神分析療法や認知行動療法は、大きくなっている不安心に焦点を当てた精神療法です。私の場合は、小さくなっている平常心に焦点を当てた精神療法を行います。薬物療法によって脳の状態を整えたうえで、患者さんの弱っている平常心を強くしていくことを目指します。その核となるのが、私が提唱する「**肯定的体験療法**」です。わかりやすく言うと、**患者さん自身が医師や家族、または周囲の人たちに協力してもらいながら肯定的な体験をくり返すことで、自信を回復していく方法**です。

心の病をつくる不安心を小さくする方法も一理ありますが、見落としてはいけないのは、心の病が発症するときは、平常心が小さくなって弱っているということです。平常心が弱ったままでは、不安心を小さくすることはできても、自己の中心が平常心にある状態を増やすことはなかなかできません。つまり、ものごとをポジティブに受け止めたり、考えたりすることができないのです。

自己の中心が不安心にある状態が減らなければ、また、ネガティブな記憶が少しずつ積み重なり、不安の積み木を高くし、心の病の種をつくることになります。**平常心が弱いままでは、再発のリスクを高めることになる**のです。

平常心は、ポジティブな記憶を重ねることで大きく、強くなります。そのための体験が、肯定的体験です。

誰にでもすぐに取り組める肯定的体験が、休むこと、リラックスすること、ぐっすり眠ることです。休むこととは、不安の対象や不安を起こさせる状況から空間的に離れることです。職場のストレスが心の病の原因なら、仕事を休むだけで、心も脳も疲れがとれます。

リラックスする方法は人それぞれでしょう。

映画でもスポーツでも音楽でも、自分が心地よくなれる環境に身を置いてください。それだけでポジティブな記憶を重ねることができます。そして、ぐっすり眠ることです。眠ることができれば、やはり、心と脳の疲れをとることができます。

自分のことを丸ごと肯定できるようになることが大事

肯定的体験療法では、こうしたプラスの体験を治療の中に組み込み、患者さんの状況に合わせて適切な肯定的体験ができるようにプランニングしています。

肯定的体験療法は、実は、初診のときから始まっています。

「これから治療を始めます」と伝えることはありませんが、**患者さんにとって、医師との出会いから肯定的体験でありたい**と考えています。そして、**診察室のドアを開けてから帰るまで、いつ来院してもすべてが肯定的体験でありたい**と考えています。

診察室での会話が、患者さんにとってポジティブな記憶として蓄積されるように、私はいつも、患者さんの平常心に働きかけることを心がけています。

むずかしいことではありません。患者さんの「医師を信頼したい」という思いに応えて、患者さんの側に立って声をかけるだけのことです。それが、平常心を強くする出発点でもあるのです。

私が肯定的体験療法で最初にやることは、患者さんに、いまの自分を認めてもらうことです。しかし、生きることに自信を失っている患者さんに、「自分を認めてあげましょう」と言ったとしても否定されるだけです。

だから私は、初診のときに、私のほうから患者さんのいまを認めるようにしています。それが、先ほど紹介したひと言です。

「生きているだけで成功ですね」

心の病に悩まされて、自信を失っている患者さんは、自分が生きていることの価値を忘れています。ふつうに生活しているだけでも、**さまざまなストレスがある人間社会の中で生き続けていることは、実は、すごいこと**なのです。

生きていることをありがたいと思えないのは、いまの社会が豊かになり過ぎたからです。私はよく患者さんに「1000年前の人たちがあなたを見たらどう思うか、想像してみてください」と話をすることがあります。

1000年前の人たちから見ると、いまの私たちは夢のような暮らしです。食べるものにも困らないし、寝る場所にも困りません。病気になったとしても治療を受けられます。さらにいえば、お風呂もあるし、冷暖房も完備されています。

今日一日を生きることが精いっぱいだった彼らからは、私のようなやわらかな口調ではなく、「生きているだけでありがたいと思いなさい」と説教されそうです。

しかし、生きることに困らないのが当たり前になっているいまの人たちには、すぐには生きていることに価値があるとは思えません。

ましてや患者さんは、「生きていたって意味はない」「生きていても誰にも必要とされていない」などと口にする人たちです。だからこそ、精神科医が、その価値を肯定してあげることが重要なのです。

自分では信じられなくても、第三者から言われると、そうかもしれないと思えるものです。信頼している人から言われたら、なおさらだと思います。

「広岡が言うなら成功かもしれない。それならもう少し生き続けてみようかな」

私はそれでいいと思っています。**生きていることに価値があると信じようとすること、そして生き続けようとすることが、患者さんが自信を回復する第一歩になる**からです。成功しているのですから、続けることなのです。

結果主義のいまの世の中は、心の病で苦しむ患者さんだけでなく、誰もが自信を失いやすい社会です。

会社でも、学校でも、地域社会でも、小さなコミュニティであっても、結果がともなわなければ認められないところがあります。そこで出てくるのが、「必要ない」「価値がない」「求められていない」という絶望感です。

結果に至るまでのプロセスの評価は、どこに行ってしまったのでしょうか。人生においてもそうです。心の病を発症してしまっているいまは、もしかすると辛い人生かもしれません。生きるのに精いっぱいかもしれません。しかし、そこに至るまでのプロセスはどうだったのでしょうか。

私は結果よりも、プロセスこそ大事だと思っています。だからこそ、「生きているだけで成功」なのです。**プロセスにこそ意味がある、価値があると思えれば、結果にこだわることなくもっと大胆に生きていける**はずです。そうすれば、結果に落胆するのではなく、そこに至るまでの自分を労うことができるはずです。

だから私は、患者さんに代わって、患者さんに「よくがんばってきたね」と労いの言葉をかけるようにしています。

肯定的体験とは、楽しい、うれしいを増やすこと

肯定的体験療法とは、患者さんがポジティブな体験を積み重ねることです。要するに、生活のなかで楽しい、うれしいと思える瞬間を多くすることです。

健康な人であれば特別なことではないかもしれませんが、心の病になっている人は極端に少なくなっています。楽しくないのは、自分を肯定できないし、まわりにいる人たちを信頼することもできないからです。

私のクリニックでは、他の人と交流しながら肯定的体験ができる場所として、デイケアというプログラムを用意しています。みんなと一緒にご飯を食べたり、カラオケをしたり、ゲームをしたり、映画を見たり。

とくにルールがあるわけではなく、私が患者さんに対して、このプログラムに参加してくださいという指示を出すこともありません。患者さんが自分で選んで、みんな

と一緒に楽しみながら、生きる自信をつけていくことを目的としています。

みんなのことを信頼できるようになって、会話を交わしたり、遊べたりするようになれば自信になるし、みんなから認められることを自覚することで、さらに自信を持てるようになります。

もちろん、遊びとはいえ、100％肯定的体験というわけにはいきません。

ときには仲間から嫌なことを言われたり、勘違いされたりすることはあります。その際に、患者さんにとってネガティブな体験にならないように専門のスタッフが目を配っています。

デイケアをつくるきっかけになったのは、勤務医だった頃の経験です。

当時は、心の病の患者さんを閉鎖病棟に閉じ込めて管理している時代でした。そこに罪悪感もなかったのですから驚きです。

私は、病棟に閉じ込められていた患者さんたちを週に1回、各部屋ごとに外に連れ出し、みんなで好きなものを食べて楽しい時を過ごしました。病院側は反対しましたが、誰一人として逃げ出す患者さんはいませんでした。しかも、集団療法をやるとなると、全員が参加してくれました。

その経験から、**心の病の人たちは、ちょっと生活を楽しんだり、人を信頼できる体験をしたりするだけで気持ちが前向きになる**ことがわかっていたので、開業してからもそういう環境がつくれたらいいなという思いがありました。

とくに統合失調症の人はすぐに社会復帰はむずかしいとわかっていたので、まずは生きているのは楽しいというふうに思ってもらえたらという思いもありました。

ただし、デイケアを行うには診察室以外にスペースが必要ですし、専門のスタッフもそろえなければいけないため、すべての精神科のクリニックにデイケアがあるわけではありません。

また、私のクリニックもそうですが、物理的に参加できない患者さんが多いのが実状です。そういう患者さんには、自治体や社会福祉法人、特定非営利活動法人などが主体となって運営されている就労支援センターや生活支援センターを紹介しています。

私が開業した頃はほとんどなかった施設なので、そういう意味では環境が整ってきているとはいえます。

肯定的体験には平常心が欠かせない

ここからは、私が行っている肯定的体験療法がどういうものなのか、いくつか紹介したいと思います。

たとえば、うつ病です。

うつ病の種は、誰かと比べたり、何かと比べたりすることで感じる「劣等心」や「微小心」です。いわゆるコンプレックスです。

コンプレックスは多かれ少なかれ誰にでもあるものですが、うつ病を発症すると、「自分はダメな人間だ」「自分は何もできない」などと過小評価するようになり、自分の存在意義さえ疑うようになります。

うつ病の患者さんに、私はよくこんな話をします。

「いまは、白衣を着てこうやって患者さんに偉そうに話をしてるけど、僕も昔は、たくさんバカなことをやってきたし、コンプレックスで萎縮した生活を送っていたこともあるんだよ。今もたくさんのコンプレックスがあるよ。でも、その苦しい思いをしながら生きていたことに意味があるし、価値があるというふうに思うんだよね」

患者さんが、私の言葉を素直に受け取るだけでも、ひとつの肯定的体験です。同じような経験をしている人がいるという事実を知ることで、背負っている重荷が少し軽くなるからです。

医師と患者さんとのこうしたやりとりも、肯定的体験療法の一部です。

たとえば、統合失調症です。

統合失調症の種は、集団社会の中で受けるストレスから生まれる「脅威心」や「被害心」です。発症すると、自分以外の人を信頼できなくなり、会社や学校、重い場合は家族ともうまく生活できなくなります。

統合失調症の患者さんの場合は、症状のレベルにもよりますが、人を信頼するという成功体験を重ねていくことが肯定的体験療法になります。私のクリニックの場合は、先ほど紹介したデイケアを活用するケースがよくあります。

もちろん、いきなりプログラムに参加するのはむずかしいので、最初はスタッフと信頼関係をつくることから始まり、その次に少人数のデイケア、そして通常プログラムのデイケアとステップアップしていきます。

遊びを通して、仲間と一緒にいることの楽しさを体感することで、少しずつ人を信頼できるようになり、集団の中で生きていけるという自信が回復します。

たとえば、パニック障害です。

パニック障害の肯定的体験療法は、パニック発作が起きたことによるトラウマを、生活の中で解消していくことになります。

電車の中でパニック発作を起こした人は、電車に乗りながらトラウマを解消していきます。最初はひとつ先の駅まで乗ってみる、次はふたつ先の駅まで乗ってみる、そうやって少しずつ乗車する距離を延ばしていくのです。

パニック発作はとても苦しく、死ぬのではないかという恐怖に襲われますが、パニック発作で死ぬことはありません。死なないとわかれば、息苦しくなってきても、心臓がドキドキしてきても、我慢できるようになります。

先日、パニック障害の患者さんが、発作が起きたけど我慢して1時間半かけて映画を観に行ったそうです。それまでは発作が起きるとすぐに電車を降りていたそうですが、そのときは我慢して電車に乗り続けたといいます。

辛かったかもしれませんが、その人にとっては成功体験です。

パニック障害は、成功体験を重ねることでトラウマが解消され、徐々に発作が起こることも少なくなります。

ここで紹介した肯定的体験療法は、私が行っているほんの一部です。第4章以降の心の病別の章でさらに詳しく紹介します。

肯定的体験療法は、楽しい体験、うれしい体験、成功体験を患者さん本人だけでなく、まわりの人の協力も得ながら重ねることですが、大切なことは、自己の中心が平常心にある状態で行うということです。

不安心にあるときは、同じことでも肯定的に受け入れることができないし、ネガティブな記憶として不安の積み木を高くすることにもなります。そのためにも、薬物療法は欠かせませんし、平常心が大切なことを患者さんに伝えておく必要があります。

第4章

うつ病・躁うつ病の原因と対処

なぜ「うつ病は人格者の病」と言われるのか

私は、患者さんに、「うつ病は人格者の病です」と伝えることがよくあります。

なぜなら、**うつ病は、社会に適応して生きてこられた人が、あるとき、不当な要求に応えようとして応えられず発症してしまうことが多い**からです。

うつ病の患者さんは、「自分のことしか考えない人間だ」「どうしようもない人間だ」と思われることもあるようですが、私の印象は正反対です。発症したからそう見えるだけで、もともとは人のために献身的に振る舞える人です。

私は、うつ病になりやすい人は社会性があって、順応しようとする人たちだと考えています。ちょっと心配性で、ちょっと気が弱い人なら、なおのこと社会に順応しようとするでしょう。それで成功している人たちです。だからいい高校を出て、大学を出て、一流企業に勤められているのです。

しかし、仕事は厳しいものです。ここまでできたら、次はここと、ギリギリのところまで会社は求めてきます。それに応えようと、本人も自分を追い込みます。そして、ついに応えられない仕事に出会うことになります。

その結果、パフォーマンスが落ちて評価が下がる。そうすると、自信をなくし、将来を悲観してしまいます。会社や周囲の手のひら返しの対応に、人を信じられなくなり、仕事を楽しめなくなります。

うつ病は、立派な生き方をされてきたから発症する病です。

定型的うつ病は、ほとんどそれです。

私のクリニックを訪れたAさんの場合もそうでした。

＊＊＊＊＊＊＊＊＊＊＊＊＊＊＊＊＊＊＊＊＊＊＊

インターネットで検索して私のクリニックを知ったAさんは、診察室で私にこう訴えてきました。

「どうにもならなくなりました。考えがまとまらず、気力がありません。仕事ができません。会社の仲間と会うのが怖くなりました」

Aさんの症状を細かく聞いていくと、自信喪失、後悔、悲観、会社への強い怒り、焦燥感、情緒不安定、対人恐怖、倦怠感、不眠、食欲不振などがあり、これらは心と脳の蓄積疲労による症状と考えられました。このような症状が1カ月以上続いていて、徐々に悪化していたのです。

当時42歳のAさんは、とても温和で人に好かれるタイプの会社員です。ご両親との二世帯で、奥様と小学生のお子様2人の6人家族。仕事では上昇志向が強く、課長職に昇進し、これからというときでした。

Aさんは、中間管理職としての未経験の業務が増え、仕事が行き詰まります。元来の心配性、完璧症、几帳面、温和な性格に加え、他の人と一緒に仕事をした経験が少なく、困難な仕事を全部一人で抱え込んでしまったのです。

さらに、新築のローンの心配、家族内の人間関係の悩みが加わった結果、心と脳に疲労をきたしていました。私の診断は、「定型的うつ病」です。

****

定型的うつ病を発症すると、ほとんど毎日、ほとんど1日中、ゆううつな気分が続きます。また、ほとんど毎日、ほとんど1日中、すべてのことに興味がなくなり、意欲もわかなくなります。

人によっては、思考力や決断力、集中力の低下を感じることもあるし、何かトラブルがあると自分を責めるようになります。体に現れる症状としては、食欲がなくなったり、眠れなくなったり、だるさを感じるようになったりします。

うつ病には、定型的うつ病の他に、「**神経症性うつ病**」というタイプがあります。神経症性うつ病は、定型型と異なり、情緒が不安定で社会性に乏しい人に多く見受けられます。社会に出てからというより、幼い頃から否定的な体験を多く積み重ねることによって不安心が大きくなったと考えられます。

神経症性うつ病は、「長く続く軽いうつ状態」ととらえられていますが、私は、「心の中が否定的な思考や感情でいっぱいになった状態」と考えています。症状としては、知覚過敏症状や自律神経症状、過眠、過食などが特徴です。

他者との比較や、ちょっとした劣等心がうつ病の種になる

定型的うつ病も、神経症性うつ病も、不安心のなかに生まれる病の種は、「劣等心」や「微小心」です。

劣等心も微小心も、他者や自分の理想像と比較して、いまの自分が劣っているという感情から生まれます。比較するところは、容姿、仕事や学校の成績、性格、社会的地位など、人によってさまざまです。

いまは、劣等心や微小心の種が生まれやすい時代です。というのは、昔に比べると便利で豊かな時代になり、それが基準になってしまったからです。そして、比較の対象となる情報が、世の中にはあふれているからです。

いろいろなものが簡単に手に入ることでありがたみを感じることが少なくなっているうえに、スマホを見たり、パソコンで検索したりすれば、まだ手に入れていないも

のや生き方などが、否が応でも目に飛び込んできます。周囲と比べると、どうしても自分の人生や存在が、平凡でつまらないものに見えてきます。人によっては、惨めさを感じることもあるでしょう。

さらに、会社でも、学校でも、もしかすると家までもが結果主義で、どれだけがんばっても結果が悪ければ、評価されないことがあります。その評価で「あなたはダメ」「あの人のほうがあなたより優れている」などと言われれば、「自分には価値がない」「自分はダメな人間」だと思ってしまうのも仕方がありません。

いつも誰かと比べたり、比べられたりしていると、多かれ少なかれ劣等感や微小感が生まれるのは当たり前なのです。

それでも、自己の中心が平常心にあることが多ければ流せるのですが、不安心にあることが多くなると気になり始めます。そして、自信を失ったり、焦りを感じるようになったり、落ち着きがなくなったり、心に負担がかかるようになり、それが脳の負担にもなっていくのです。

うつ病は、治ったように見えても治っていないことがある

Aさんの治療は、次のようなものでした。

＊＊＊＊＊＊＊＊＊＊＊＊＊＊＊＊＊＊＊＊＊＊＊

私は、Aさんにうつ病の特徴を説明し、現在は全く働ける状態でないので、しばらく会社を休んで、心の疲労を取ることが必要であると伝えました。そして、薬物療法の効能を説明し、抗うつ薬と睡眠薬を処方しました。

次に、奥さんにこう伝えました。

「ご家族が生活できているのは、ご主人がこれまで働いていたおかげです。家族にオアシスがあることと、家族が肯定的な心の交流を持つことが、ご主人の心の病を治すことになります」

夫の病気を妻が肯定的に理解し、家庭が心を癒せる場所になることも重要です。これでAさんには、少なくとも診察室と家庭という2カ所に肯定的体験を積み重ねる場所ができたことになります。

最後に、Aさんと奥さんに、「先ず疲労回復が先決なので、自宅で安心して過ごせるようにご配慮ください。疲労が回復してくると、仕事力や生活適応力は必ず回復します。否定的な心を無くすのは薬に任せて、疲労が回復してきたら遊びを通してうつ病を回復させます。そのために当院はデイケアを行っていますので参加することを勧めます」と伝えました。

****

心の病から回復していく過程では、どんな心の病であっても薬物療法は欠かせません。現れている症状によって処方する薬は変わりますが、脳の状態を整えることで、はじめて精神医療を始める準備が整います。

うつ病の場合も、薬物療法から始めます。

薬物療法を始めても、症状が出ない日が一定期間続いたら薬を減らしていくことになります。患者さんも薬を早く止めることを希望する人は多いです。ただし、**早急に服用を中断しないこと**です。

薬を止めても再発しない人がいる一方で、5年、10年と経過すると再発する人がいます。職場での立場が悪くなった、子どもが大きなケガをした、配偶者が亡くなったなどのストレスが重なると耐えられない人が出てきます。

うつ病の治療に関しては、薬物療法を止めてしまったグループと続けたグループでどちらが再発する人が多いか、という研究報告がたくさんあります。**再発が少ないのは薬を飲み続けた人**です。

症状がほとんど現れなくなった患者さんは、「薬を止めてもいいですか」と聞いてきます。私も、少しずつ減らす方向で話を進めます。

しかし、急に薬を減らしたり、止めたりすると、ちょっとストレスがかかるだけで疲れやすいとか、ネガティブなことを考えやすい人は、不安の積み木を重ねやすい傾向があります。

うつ病になりやすい人は、ストレス源がぐっと高まったときに、頭ではわかっていても自力で抑えることがなかなかできないのです。そこで力になるのが、ネガティブな感情を抑えるために脳の状態を整える薬や医師のサポートです。そういう意味で定期的に通院することには意味があると思っています。

患者さんの薬を止める判断で間違いやすいのが、疲労感です。

うつ病の患者さんが抱える疲労には、疲れがたまったことによる「蓄積疲労」と、疲れやすい体質になる「易疲労」があります。

蓄積疲労は、しばらく休養するととれてきます。運動した後に、しばらく休むとらくになるのと同じ感覚です。しかし、易疲労は簡単にはとれません。うつ病を発症した人は、回復したと思っても、仕事をすると疲れる、発症前のようにがんばれない、ということがよくあります。それは、易疲労がとれていない状態です。

そのまま我慢しながら仕事を続けると、再発し、再休職することになります。

うつ病を発症したときの心と脳の疲れの回復には、想像以上に時間がかかることを覚えておいてください。

映画やスポーツで心の病が快方に向かう

うつ病を発症した場合は休職が最善策です。Aさんがそうだったように、私も休職を勧めています。

ここで多くの患者さんに見受けられるのが、働いていないことに対する劣等感や罪悪感です。ゆっくり休まなければいけないのに、復職や転職のことばかり考えていては、うつ病からの回復の妨げになります。

そこで、私のクリニックで勧めているのがデイケアへの参加です。

デイケア（当院の場合は、午前から夜まで行っているので正確には「デイナイトケア」。一般的にデイケアは昼間だけです）**とは、スタッフや参加した人たちと一緒に食事をしたり、スポーツをしたり、映画を観たり、カラオケをしたりなど、楽しい時間を過ごすことで肯定的体験を重ねる場所**です。

なぜ、食事やスポーツで心の病が治るのか、と思うかもしれませんが、スタッフや仲間と遊んでいる間は仕事のことを忘れられます。そこには、否定的なことを言う人はいません。レクリエーションで楽しく前向きな気持ちになり、人と人との触れ合いを通して自信を取り戻し、他者への恐怖心も払しょくできるようになります。専門のスタッフが立ち合いますので、その場が肯定的体験の場になるよう、常時ケアをしています。Aさんにとっても、その効果は大きかったようでした。

＊＊＊＊＊＊＊＊＊＊＊＊＊＊＊＊＊＊＊＊＊

デイケアに参加するようになったAさんは、対人恐怖が消失し、このことが復職への不安を払しょくすることになりました。デイケアでの体験を通して、人生を楽しむことの大切さ、仲間を信頼することの必要性、休憩を取るコツなどを身につけることができたのです。

Aさんが復職して10年が経過しました。ときどき、軽いうつ状態になることはあるようですが、働きながら回復できているといいます。いまでは、心の病の経験が部下や同僚への思いやりを深め、みんなの信頼を得ているといいます。

完璧症で心配事に囚われるとなかなか脱出できなかったAさんですが、ネガティブなものの考え方をポジティブに変えることができるようになったのです。

Aさんのいまの座右の銘は、「人生は遊ばなくては損」。また、スマホには「オーバーワークにならない。疲労回復をしっかりする。完璧主義にならない。相手の良いところを見る。嫌なら放置や遠ざけていい。家族を大切にする」というメモがあり、ときどき確認しているといいます。そのメモは私がAさんに話した言葉です。

＊＊＊＊＊＊＊＊＊＊＊＊＊＊＊＊＊＊＊＊＊＊＊＊＊

うつ病を発症したとしても、Aさんのように仕事に復帰される方はたくさんいます。ただし、症状が完全に出なくなるまでにはしばらくかかるため、Aさんのように、ときどき軽いうつ状態になるのは珍しいことではありません。ある意味、ストレスのある社会に戻ったということです。

軽いうつとは、元気がなくなったり、疲れやすくなったり、朝起きづらくなったりなど、うつ病の部分的な症状が出る状態です。周りから「ちょっと元気ないね」と言われることもありますが、早い段階で心と体を休ませると回復します。

有名な心理学者の中には、「他人を思いやるようになればうつ病は2週間で治る」「うつ病は心の風邪」と断言されている方もいるようですが、臨床の現場では長期にわたって治療を行うのが基本です。

うつ病を敵対視するのではなく、焦らずにうまくうつ病の症状と付き合っていくのが良いと思います。

専門家の中には、うつ病を「病魔」とか、「敵」と想定して、退治することを目標にしている人もいます。人とうつ病を敵対的な構造にしていますが、私は、うつ病は敵対視しないことが大切だと考えています。

そもそも、うつ病は人としてまっとうな人生を送ってきた中で発症したものであり、不条理な人間社会を懸命に生きてきた結果であり、否定すべきものではありません。**うつ病は生きてきた証**なのです。

私の治療は、うつ病を抱えながら生きる患者さんのすべてを丸ごと受けとめることから始めます。それが、患者さんに安心感と信頼感を与えるからです。そして、焦ることなく、ゆっくり時間をかけてうつ病からの回復をサポートしていきます。

躁うつ病は「優越・肥大心」「欲望」が原因で起きる

うつ病が完全に治らないまま、二大精神病といわれる躁うつ病を発症してしまったのが、Bさんでした。

＊＊＊＊＊＊＊＊＊＊＊＊＊＊＊＊＊＊＊＊＊＊＊＊＊＊＊＊＊

30代のBさんは、母親と一緒に私のクリニックを訪れました。

大学卒業後、介護老人ホームで働いていたBさんは、20代後半、仕事の負担が大きくて体調を崩し、無気力、憂うつ気分などのうつの症状が現れるようになります。精神科クリニックで漢方薬を処方されましたが症状は改善せず、勤めていた会社を退職することになりました。

躁の症状が現れたのは、その数カ月後です。レストランで大暴れし、〇〇精神科病院に入院。私のところへ訪れたのは、数カ月の治療を受けて退院した翌日のことでした。初診時の所見では、症状はほぼ落ち着いている状態でした。

Bさんの躁の症状は、誇大妄想、幻視、それから嗅覚異常です。症状の全体像や発症の過程などを聞いたうえでの私の診断は、躁うつ病でした。

＊＊＊＊＊＊＊＊＊＊＊＊＊＊＊＊＊＊＊

うつ病の種は、劣等心や微小心でしたが、**躁病の種は「優越・肥大心」や「欲望」**です。肥大心や欲望という種も、劣等心や微小心と同じように、他者と比べて自分の現実を受け入れられないことからつくられます。

肥大心や欲望は、自分は優れた人間だったらいいな、天才だったらいいなといった、現実離れしたものです。その種が、発症の限界を超えると、「現実離れした能力が自分にある」と思い込むようになります。これを、自己の肥大化といいます。

それが**破滅的、攻撃的な行動となって現れる**のです。

うつ病の患者さんは「自分のことしか考えない人間」と誤解されることがあると述べましたが、躁病もまた、発症すると自己中心的になります。**本来は人のために一生**

懸命がんばれる人だとしても、発症すると自己防衛に入るため、どうしても自己中心的に見えてしまうのです。

そして、躁の状態を制御する力が弱まると、部下に怒ったり、家庭でも怒ったりするということが起こるようになります。それで家庭崩壊することはよくあります。本来は、外でのストレスを癒す場所が家族だと思います。その家族がストレスの発散場所になってしまうのです。

心が躁の状態になると脳も対応して興奮するため、長く続くほど脳に負荷をかけることになります。そうすると脳が脆弱化して、うつ病の発症の限界を下げ、今度はうつ病の種から症状が現れるようになります。それが、躁うつ病です。

自己の中心が、躁とうつのどちらにあるのかということで、躁の症状が現れるか、うつの症状が現れるか変わります。

軽い躁の段階なら、ほとんどの患者さんは在宅生活で回復できますが、急性期には在宅生活が困難になることが多いです。その場合は、Ｂさんのように入院治療ということになります。

平常心が強くなると、躁とうつの波は小さくなる

脳が脆弱化すると、ちょっとしたストレスが加わるだけで、すぐに発症の限界を超え、躁かうつの症状が現れます。そのため、**躁うつ病からの回復には、薬の継続的な服用が欠かせません。**

そして、躁の症状とうつの症状が現れる波を小さくしていくには、肯定的体験療法で平常心を強化する必要があります。

Bさんの場合も、薬物療法と肯定的体験療法の併用でした。

＊＊＊＊＊＊＊＊＊＊＊＊＊＊＊＊＊＊＊＊＊＊

躁とうつの症状の波を小さくして生活の破綻を防ぐことを目標に、薬物療法と肯定的体験療法を開始しました。症状が安定していたことから、Bさんには、最初からデイケアへの参加を勧めました。

＊＊＊＊＊＊＊＊＊＊＊＊＊＊＊＊＊＊＊＊＊＊＊＊＊

Bさんにデイケアを勧めたのは、スタッフや参加者と一緒に過ごすことで、現実的に生きられる力をつけるためです。

躁うつ病の患者さんは、自分のことをアピールしたり、自分は間違っていないと主張したりすることが多く、相手を受け入れる余裕がなくなっています。それでは、集団社会の中で生活していくことはできません。

そこで、**遊びの中で相手のことを信頼したり、認めたりする経験を重ねていく**のです。そうすると、他者と対峙しているときに自己の中心が平常心にあることが多くなります。

躁うつ病を発症したからといって、いつも自己の中心が不安心にあるわけではありません。少なくともクリニックに来たときは、「なんとか治したい」という強い意思があるため、基本的には、患者さんの自己の中心は平常心にあります。その頻度を、肯定的体験を通して増やしていくのです。

良好な人間関係がつくれるようになると、再発を防ぐことにもなります。

相手の存在を認められるようになると、自分も相手から認められていると思えることが多くなるからです。

そもそも、躁病を発症したのは、自分が認められていないと感じることが多かったからでもあります。だから、自分を肥大化させるしかなかったのです。馬鹿にされたり、見下されたり、評価されなかったりすると、誰でも耐えられなくなると思います。

＊＊＊＊＊＊＊＊＊＊＊＊＊＊＊＊＊＊＊＊＊＊

Bさんは、軽い躁とうつの症状が現れることはありましたが、通院治療と服薬でしばらくは安定した生活を続けられていました。

ところが、初診から5年ほど経過した頃、仕事の負担と恋人との関係がこじれたことがきっかけで、軽い躁のときに視覚と聴覚が異常に過敏になり、多弁になり、落ち着きがなくなってきたのです。

そこでBさんには休職して仕事のストレスを減らすことを勧め、デイケアを活用して回復を試みました。数カ月後には緩和勤務から仕事を再開。今では週1回から週3

回の勤務に増やしています。

＊＊＊＊＊＊＊＊＊＊＊＊＊＊＊＊＊＊＊＊＊＊＊＊＊＊＊

私が、躁うつ病の患者さんに伝えていることは、**「無理をしないで現実的に生きるほうが発症を予防できる」**ということです。

過度にポジティブな想像が躁の種をつくり、過度にネガティブな想像がうつの種をつくります。そこで、非現実的な想像をしないようにし、想像力を現実的な人生の中で活かせるようになることを目標にします。

他者の思いを尊重し、人間関係の絆を強められると心は安定します。人との絆で躁の症状とうつの症状の悪化を止められるようになるからです。

躁うつ病から完全に回復するには時間はかかります。

それでもBさんのように、薬は飲み続け、平常心を強くする治療を続けることで、病を抱えながらも社会生活を続けることは可能なのです。

第 5 章

統合失調症の原因と対処

統合失調症の原因は、「脅威心」「被害心」

二大精神病のもうひとつは、統合失調症です。

私たちは、会社で成果をあげられなかったり、恋人にふられたり、友人に裏切られたりすると、周囲が自分に敵対しているように感じてしまいます。徐々に自分の存在が脅かされるという不安を持ち、その状況に陥った原因を想像するようになります。

その内容が的外れ（周囲がみんな自分の悪口を言っている、など）であっても強くこだわり、脅威を感じたり、人を疑ってみたり、被害感情を抱くようになります。

やがて、不安の積み木が積み重なり「脅威心」や「被害心」という心の病の種が生まれるのです。

それが統合失調症の始まりです。

発症の限界を超えると、病の種から2つの症状が現れます。

1つは、「**陽性症状**」です。

陽性症状とは、**本来あるはずのないものが現れる症状で、幻聴や幻覚、妄想、異常思考など**です。統合失調症の患者さんに多くみられるのが幻聴で、実際に聞こえるはずのないものが聞こえると訴えてきます。

また、自分の悪口を言っている、盗聴されている、監視されていると思い込む被害妄想を訴える患者さんも多くいます。

まわりにいる人が患者さんに、「誰もいませんよ」「見られていませんよ」「聞かれていませんよ」と言ったとしても聞き入れてもらえません。それどころか、指摘する人に猜疑心を抱くようになり、その人を信用できなくなることもあります。

もう1つは、「**陰性症状**」です。

陰性症状とは、**すべてのことに無気力、無関心になり、ひきこもりがちになる症状**です。悪化すると、誰ともコミュニケーションをとらなくなります。また最近は、陰性症状として集中力や思考力、記憶力が低下する認知障害もあるといわれます。

私のところを訪れたCさんは、陽性症状も陰性症状も現れている状態でした。

＊＊＊＊＊＊＊＊＊＊＊＊＊＊＊＊＊＊＊＊＊＊＊＊＊＊＊＊＊

Cさんは、現在40歳の独身女性で、お母さんと2人で暮らしています。

お母さんが、子どもの頃から臆病だったCさんの異変を感じ始めたのは中学3年生の頃です。そしてCさんは、高校を卒業すると部屋に引きこもるようになります。

お母さんは、Cさんを知り合いに紹介してもらった○○○精神科クリニックに連れていきました。

そこではじめて統合失調症の診断を受けます。主治医との治療関係は良く、10年間服薬を遵守していましたが、その間、生活面では家族以外の他人との交流はほとんどありませんでした。

そんなCさんは、30歳になった頃から幻覚妄想が活発になってきます。そこで心配になったお母さんは、友人の子どもが通院していた私のクリニックにCさんを転院させたのです。

私は、前医からの診療情報提供書を尊重しつつ、初診しました。

Cさんの表情は硬く、緊張していましたが、お母さんと一緒に異常体験について話してくれました。

「テレビ画面が特殊なカメラになっていて、何者かに監視されていて心が読まれています」

「CDで音楽を聴こうとすると、何者かが雑音を入れてきて、邪魔してくるので聴くことができません」……。


Cさんとお母さんの話から、私は、頭の中で考えていることを他人に知られていると感じる「思考察知」や「思考伝播」、自分の思考や行動を他人にコントロールされていると信じ込む「被影響妄想」、周囲の人が自分を陥れようと思い込む「被害妄想」などがあると判断しました。

しかし、Cさんは、長年ひきこもりの生活を送ってきたものの、家庭内では自主的に整理整頓、清潔整容、服薬管理ができていて、自己表現も豊かでした。

私の診断は、前医と同様に統合失調症です。

＊＊＊＊＊＊＊＊＊＊＊＊＊＊＊＊＊＊＊＊＊＊＊

治療のために大事なのは「ポジティブな共通体験」

統合失調症の治療は、まず薬物療法を行います。脳の器質的な異常、機能的な異常を整えて、幻聴や幻覚などの陽性症状が起こらないようにするためです。

ひと昔前は、これで治療を終える精神科医もたくさんいました。薬を処方して、閉鎖病棟に閉じ込めて管理する。そこに罪悪感はありませんでした。私もかつて、そうした病院に勤務していましたが、そのやり方にずっと違和感を覚えていました。

たしかに、薬によって陽性症状を抑えられるのは事実です。

しかし、私はここからの精神療法こそが、統合失調症の患者さんが社会復帰するためには重要だと考えています。なぜなら、Cさんがそうだったように、**薬によって幻聴や幻覚の症状が現れなくなったからといって、他の人と一緒に活動できるようになるわけではない**からです。

統合失調症は、人を信じられなくなり、集団社会に恐れを感じるようになることで、幻聴が聞こえるようになり、幻覚が見えるようになり、誰とも会いたくなくなるなどの症状が現れます。

人を信頼し、安心して集団生活できるようにならなければ、発症前の生活には戻れません。そのために必要なのは、**人の中に入っていって、みんなとポジティブな共通体験を重ねること**です。

それが、統合失調症における肯定的体験療法でもあります。

＊＊＊＊＊＊＊＊＊＊＊＊＊＊＊＊＊＊＊＊＊

Cさんの治療は、薬物治療と肯定的体験療法でした。

目標は、Cさんの陽性症状や陰性症状を改善し、認知機能を強化すること、さらにCさんが自信と勇気と社会への信頼を強め、人生を豊かにすることです。

薬物療法は、初診時は症状が重かったため、3種類の薬を処方しました。徐々に減薬し、最終的には1種類の服薬に切り替えました。

私との肯定的体験療法では、毎週1回、Cさんから1つの質問や報告を受け、それに私が答えるというやりとりを10年間継続してきました。

10年間の前半のCさんの相談内容は、主に陽性症状に関するものでした。それに対するさまざまな対策法を伝え、Cさんはそれを徐々に身に付けていきました。

「幻覚妄想は精神症状であり、事実ではないのだと自分に言い聞かせます。幻覚妄想は、お気に入りの歌手のCDを聴いたときに頻繁に起きているので、しばらくその趣味を控えるようにしてください。

自分の意志で意識を他の対象に向けるようにしてください。自分の好きなことをしてみる。掃除など別の作業をする。それでもダメなら場所を変えてみる。幻覚妄想が起きても、今あなたが考えていることを信じ、積極的に否定してください。広岡も応援しているよ」と助言しました。

徐々に幻覚妄想の脅威が弱まってきて、対処ができるようになってきました。幻覚妄想に悩まされる頻度も減ってきました。生活を脅かさなくなってきました。

10年間の後半は、ボランティアや就労に関する質問や報告が多くなりました。その都度、それらに答えていきました。

デイケアのスタッフを通して、「あなたは高齢者が好きなのだから、福祉施設でボランティアをしてみないか」という助言をしました。Cさんは、近所の福祉施設でボランティアを始めることになります。

施設では不手際を注意され、時には不当な注意を受け、施設の職員への脅威・被害念慮が強まることもありました。それらについて何がCさんにとって大切なのか、我慢するほうがいいのか、自分から誤解を解くような対策の取り方などについて、主治医の立場から助言していきました。

徐々に職場で信頼を得るようになったCさんに、ある日、所長から「非常勤で働いてみないか」と声がかかります。高齢者に人気があり、他の職員との信頼関係も樹立できてきたCさんの就労日数は、少しずつ増えてきています。

また、デイケアに参加していた頃から描き始めた芸術作品は、多くの人たちに認められるようになってきています。

＊＊＊＊＊＊＊＊＊＊＊＊＊＊＊＊＊＊＊＊＊＊＊＊＊

図解を活用した肯定的体験療法（図解療法）

Cさんの場合は、肯定的体験療法として図解療法も行いました。

図解療法は、次の手順で進めます。

まず、通常の診療を行います。患者さんからの相談内容（症状や日常生活で困っていることなど）に答えていきます。問題があれば診察が終わるまで問題解決のための助言をします。

そのやり取りがいち段落した時点で、それまで話し合ったことを図解で整理していきます。**要約した内容を視覚化することで、客観的に認識できるようになるのが狙い**です。幻覚妄想も図解化することで認識しやすくなります。

さらに、**図解化する過程で、主治医と患者さんの無意識の記憶が活性化され、それが意識に自然浮上し、ポジティブな発想が生まれます。**

具体的な例を、私とCさんとのやりとりで紹介します。

＊＊＊＊＊＊＊＊＊＊＊＊＊＊＊＊＊＊＊＊＊＊＊＊＊＊＊＊＊

その日のCさんの妄想は、「今朝、雨天と生理が重なったのですが、朝起きたら、世の中の人が全員敵に見えました。私の情報が世の中に漏れ出ている。職場の人たちは私を辞めさせようとしているに違いないと思いました」。

しかし、職場に着くと、「あれは何だったんだろう」とすっかり消えたそうです。

Cさんとの話がいち段落した後、A3の用紙を取り出し、図解していきます。

Cさんは、私が作成していく図解に興味を持って凝視しつつ、不安心の中に書き込んでいく症状や解説を聞いていました。Cさんは、平行して私の図解を手帳に書き込んでいきました。途中で、私は自然にプラネタリウムの星が脅威妄想と結びついて浮かんできたので、それを図に描いていきました。

まず、妄想で苦しんでいるときを図解します。

①A3のコピー用紙に意識と無意識を書きました。

②私からCさんに「不安心で意識の中がいっぱいになっています。平常心は不安心に圧倒され、無意識に追いやられています」と話しかけながら、大きな不安心を意識の中に、平常心を無意識の中に書き込みました。

③不安心の中に、妄想内容「私の情報が漏れている。まわりはみんな敵だ。私はダメにされる」などと声にしながら書き込んでいきました。

④「不安心の中に自己の中心があります。そこから外の世界に意識を向けていると思っていますが、実は、心の中の外界なのです」

⑤「あなたの心の中にプラネタリウムがあると想像してみてください。プラネタリウムの中で、意地悪な星たちがあなたをにらんでいると想像してみてください」

統合失調症の患者さんは、とても認識し難い脅威妄想であっても、プラネタリウムに例えると認識しやすくなります。

今度は、まったく妄想がないときを図解します。

①「意識の中は平常心でいっぱいです。不安心は無意識に追いやられて気にならなくなっています。私たちは、今プラネタリウムの外の現実の世界にいます。そこには

意地悪な人はいませんよ。みんな仲間です」と声に出しながら図解していきます。

そして私は、図を見せながら、次のようなことを話しかけます。

「あなたは、状況を変えると妄想が消えることを経験でわかっています。デイナイトケアに参加したり、仕事が始まると、被害妄想は嘘のように消えてしまいます」

「あなたは、ポジティブな状況にいると、平常心の中にある自己の中心から、自分の意志でポジティブな対象を意識できています」

「ネガティブな状況をポジティブな状況に移すことで自己の中心が不安心から平常心に移せることを経験で身につけています」

「あなたは、自分の意志でプラネタリウムの外の現実の社会に行こうとすることの大切さを自覚し、積極的な行動ができています」

「あなたは、現実の世界で多くの仲間と交流し、そこで自分と集団社会に関しての肯定的体験を積み重ねています」

「平常心で病気の認識が持てるようになっています」

＊＊＊＊＊＊＊＊＊＊＊＊＊＊＊＊＊＊＊＊

統合失調症の患者さんに行う図解療法

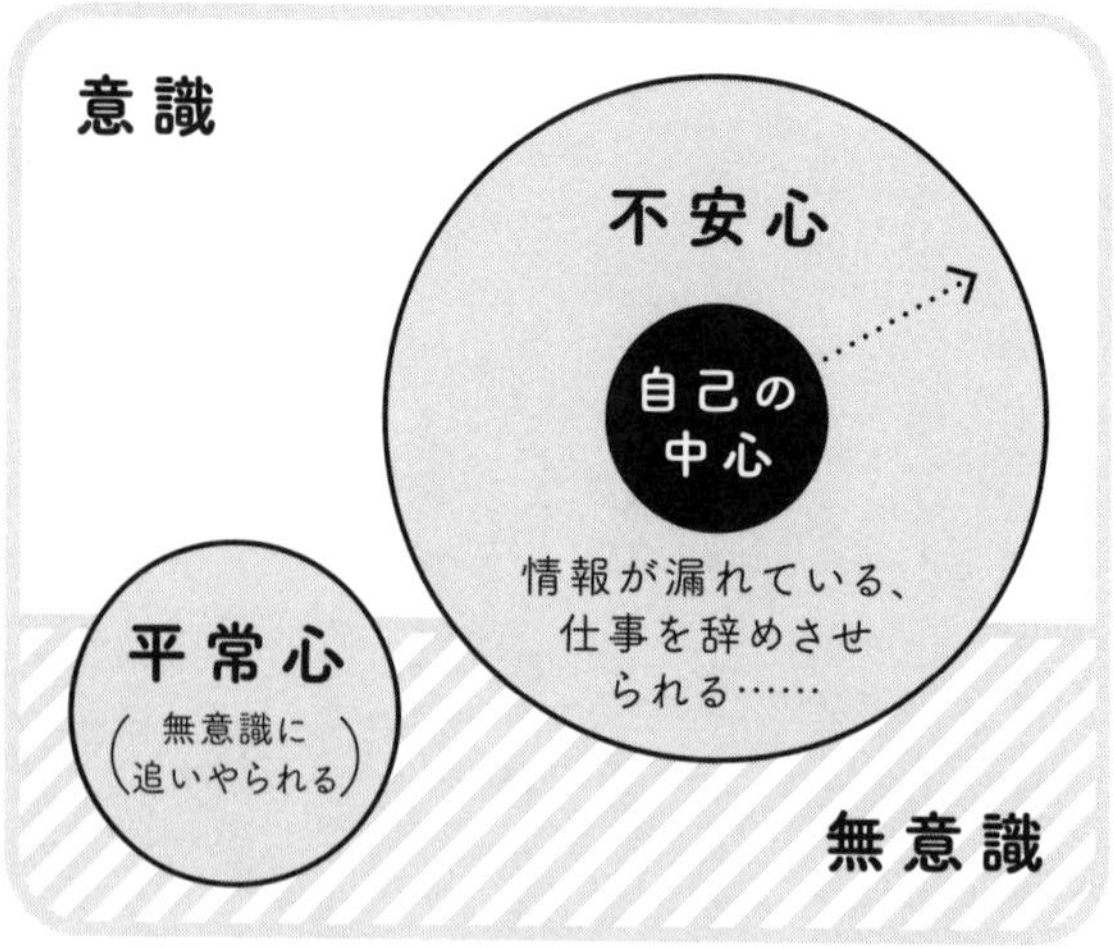

状況を変えてみる

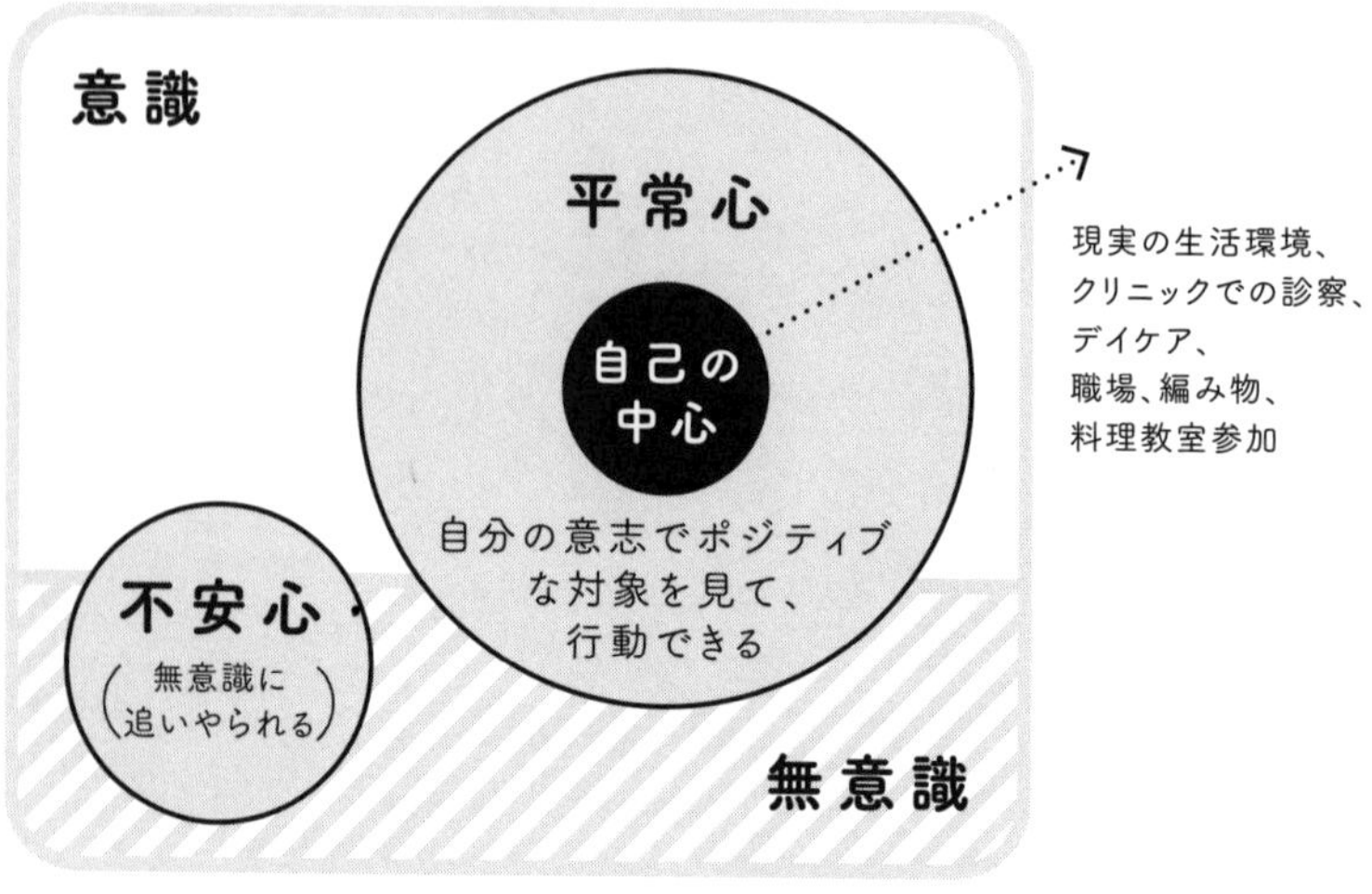

集団に対する肯定的体験を積み重ねる

肯定的体験療法を積み重ねることで、ポジティブな共通体験が必要であることを認識するようになったCさんに、私はプレデイケアへの参加を促しました。

Cさんはプレデイケアに参加した当初は、対人不安でコチコチに固まっていましたが、男性スタッフから優しく声をかけてもらったことで、一気に緊張がやわらいだそうです。

他の参加メンバーとも、徐々に仲良くなり、しばらくすると、プレデイケアの仲間たちとデイケアにも参加するようになります。

デイケアでのさまざまな遊び、合唱、絵画制作、協同作品づくり、創作活動、スポーツ、野外活動、柔軟体操、食事をみんなでつくって一緒に飲食すること、誕生会、お祭りの準備、話し合いなどは、統合失調症の患者さんにとってはとても有効な肯定的体験療法です。

統合失調症の患者さんは、ポジティブな環境の中に入ることで肯定的体験が得られます。**肯定的環境が肯定的体験を生み出す**のです。そこから、集団社会とその中の人たちに対するポジティブな集団社会観と他人観を育むことができます。

統合失調症の発症のピークは10代後半から30代前半で、日本には約100万人の患者さんがいると言われています。

比較的若い年齢で発症したからといって悲観することはありません。

Cさんのように、薬物療法と肯定的体験療法によって回復する人はたくさんいます。

Cさんとは別の方ですが、20代前半で発症した私の患者さんは、やはり薬物療法と肯定的体験療法を続けることで徐々に回復し、いまでは結婚して、お子さんもいらっしゃいます。

第6章

その他の心の病の原因と対処

パニック発作のトラウマから生まれる「パニック障害」

第6章では、二大精神病とうつ病以外の3つの心の病について解説していくことにしましょう。

1つめは、「パニック障害」です。

普通に生活していたにもかかわらず、突然の激しい動悸や息が止まりそうな過呼吸、めまい、吐き気、手足や唇のしびれなどの自律神経の興奮症状が嵐のように生じた状態を「パニック発作」といいます。視野が狭くなったり、床が盛り上がって迫ってくるように感じたり、胸が痛くなるなどの知覚過敏症状がともなうこともあります。

この**パニック発作が恐怖体験（トラウマ）となって生じた心の病が、パニック障害**です。正確に言えば、パニック発作を2回以上くり返すと、パニック障害と診断されます。

パニック障害を発症すると、「また発作を起こしたらどうしよう」という恐怖を感じ、発作が起きないように過剰に反応するようになります。

その最初の反応が、**再びパニック発作が起きそうな予感がしてきたら不安が高まってくる「予期不安」**です。

次の反応が、**発作が起きそうな場所を避けるようになる「広場恐怖（外出恐怖）」**です。たとえば、電車やバス、飛行機などの逃げ場のない場所や、エレベーターなどの閉じ込められた空間、デパートやイベントなどの人混み、自宅に一人でいるような状況を恐れるようになります。

パニック発作そのものはとても苦しいものですが、数十分でおさまり、決して死ぬことはありません。しかし、ほとんどのパニック障害の患者さんは、その**発作に極端に怯えるようになって不安心を大きくし、生活障害が深刻になっていく**のです。

私のクリニックを訪れたDさんの場合も、そうでした。

＊＊＊＊＊＊＊＊＊＊＊＊＊＊＊＊＊＊＊＊＊＊

Dさんは、28歳の女性です。Dさんは母子2人の母子家庭で育ちました。元々とても心配性で、子どもの頃から下痢や多汗がありました。20歳の頃、社会人になってから雑踏や公衆の場所で長く居ると頭痛がするようになります。

24歳になったときに不眠、頭痛、無気力で悩まされるようになり、〇〇〇精神科クリニックを初診しています。うつ病と診断され、薬物療法を受けました。

翌年、動悸、過呼吸などの激しい症状と強度の不安と恐怖がくり返し襲ってくるようになり、そのパニック発作がトラウマとなり恐れるようになります。

Dさんも、多くのパニック障害の患者さんと同じように、パニック発作に怯えて、徐々に生活障害が深刻になっていきました。

私のクリニックにDさんが転院してきたのは、そのパニック障害で〇〇〇精神科クリニックへの通院が困難になったからでした。

私は、初診時の問診から、Dさんは自立神経失調症、軽度の依存症、うつ病、パニック障害の過程を辿ったと解釈しました。そしてDさんに、パニック障害とうつ病の併存精神疾患であると伝えました。

＊＊＊＊＊＊＊＊＊＊＊＊＊＊＊＊＊＊＊＊

パニック発作は、何のきっかけもなく、ある日突然起きることから、「パニック発作には誘因はなく、予知できないので原因を考えないほうがいい」という専門家もいれば、「脳の病気だから、心の問題ではない」という医師もいます。

しかし私は、他の心の病と同じように、**パニック発作は不安心が大きくなることから起き、そのトラウマがさらに不安の積み木を高くすることでパニック障害を発症する**と考えています。

また、自律神経の過剰興奮の出現頻度が多くなることが脳に負担をあたえ、脳が脆弱化することで、さらに発症しやすくなります。他の心の病と違うところは、自律神経の興奮状態そのものが症状になるところです。

発症の限界を超える不安の積み木と脳の脆弱化は、当然ながら、他の心の病を引き起こすリスクを高めることになります。実際、**パニック障害の人は、半分くらいはうつ病を併存する**と言われています。

また、Dさんのようにうつ病が先だった患者さんもいます。心の病の種は誰にでもあり、パニック障害はそのひとつが症状として現れたに過ぎないのかもしれません。

トラウマを消す、段階的な肯定的成功体験法

パニック障害の治療もまた、薬物療法と肯定的体験療法の二本立てになります。

まず、薬物療法によって脳の状態を整え、自律神経の過剰興奮を抑えます。

実のところ、**薬がいちばん効く心の病がパニック障害**です。薬を飲むと、パニック発作は起こりにくくなります。そのため、治ったような気になる人もいますが、薬によってトラウマが消えたわけではありません。

薬の力を借りながら、肯定的体験療法で少しずつトラウマを消していきます。

トラウマが消えないと、生活の中でのさまざまなストレスから不安心が大きくなると、再びパニック発作を起こすリスクが高まるからです。

要注意なのは、心配性の人や気が弱い人（本人は否定される方が多いですが）、そして完璧症や執着癖のある人たちです。そういう体質の人は、不安感情が敏感なので、ち

ょっとしたことがストレスになります。

パニック障害の患者さんを診ていても、そういうタイプが多いです。うつ病を併存する患者さんが多いのは、不安心が大きくなりやすい体質であることも大きく関連していると考えられます。

肯定的体験療法では、最初に私から患者さんへ、次の3つのことを伝えます。

①パニック発作で死ぬことは絶対にないこと

②パニック発作は、短時間で嵐は必ず過ぎ去ること

③治療で必ず改善すること

パニック発作で死の恐怖を感じた患者さんとしては、にわかには信じられないかもしれません。初診の段階ではそれでもいいのです。少しでも信じてもらえれば、薬物療法の効果との相乗効果で、肯定的体験療法を進めやすくなります。

パニック障害における肯定的体験療法は、段階的な肯定的成功体験法です。この体験を積み重ねることで、予期不安や広場恐怖が軽減していき、やがてトラウマが消えることになります。

Dさんの場合は、次のような肯定的成功体験を重ねていくことで、パニック障害を克服することができました。

＊＊＊＊＊＊＊＊＊＊＊＊＊＊＊＊＊＊＊＊＊＊＊

Dさんの初診時の治療目標は、パニック発作のトラウマを消去し、パニック障害によって生じた生活障害を改善することです。そのために、段階を追ってパニック発作のトラウマによる生活障害を克服していくことにしました。それはそのまま成功体験となり、Dさんにとっての肯定的体験になります。

薬物療法で脳の状態を整え、パニック発作を起こしにくくなっていることをDさんが自覚できるようになってから、治療を開始する時点でのレベルを10とし、段階的に克服する目標を私と一緒に作成しました。具体的には次のような内容です。

不安レベル10　　当院受診時に診察室や待合室で、イスに座ることができない。

不安レベル9　　当院受診時に診察室でイスに座る。

不安レベル8　当院受診時に待合室のイスに座る。
不安レベル7　駅まで歩いていって、歩いて戻る。
不安レベル6　電車で隣の駅まで行き、帰りは徒歩で戻る。
不安レベル5　電車で隣の駅まで行って、電車で戻る。
不安レベル4　電車で3つ先の駅まで行って、電車で戻る。
不安レベル3　電車でターミナル駅まで行って、電車で戻る。
不安レベル2　電車で乗り継ぎができる。
不安レベル1　トラウマによる生活障害がない。

初診のときは診察室や待合室のイスに座ることもできなかったDさんでしたが、1年後にはレベル6まで達成できるようになりました。2年後にはレベル2まで達成。それまでは友人たちに協力してもらっていましたが、1人で電車に乗って複数の駅を往復できるようになりました。

そして3年後には、1人で、バスと電車で遠方まで行くことができるようになります。3年かかりましたが、レベル1まですべて達成です。この段階で、Dさんはほぼパニック障害を克服したことになります。

いまでは、雑踏、公衆の場所にも行けるようになり、4年後からはデイケアに参加し、集団内での過緊張の克服とうつ病の予防力強化に取り組んでいます。うつ病は初診時に寛解していましたが、再発しないためのトレーニングです。

＊＊＊＊＊＊＊＊＊＊＊＊＊＊＊＊＊＊＊＊＊

薬を飲むことで不安を減らすと、段階的に設定した目標にチャレンジしやすくなります。目標をクリアすると、パニック発作に対する不安も減ってきます。そうすると、薬の量も減らすことができます。

できなかったことができるようになる、薬が減る、もっとできるようになる……。**トラウマを解消していく過程の一つひとつが、すべて肯定的な体験となり、自信につながります**。目的はトラウマの解消であっても、自然に平常心を鍛えられるのが肯定的体験療法なのです。

先ほど述べたように、パニック障害を発症する人の多くは、うつ病のリスクも抱えています。成功体験を積み重ねると、それだけうつ病発症の予防にもなるのです。

自分の行動を儀式でがんじがらめにする「強迫性障害」

2つめは、「強迫性障害」です。

強迫性障害は、**「他人に迷惑をかけるのではないか」という加害恐怖からくる不安**と、**「自分の存在が脅かされるのではないか」という被害恐怖からくる不安**によって、どんどん不安心が大きくなることで発症する心の病です。

加害恐怖、もしくは被害恐怖を払しょくするために、自分の行動を確実に害のないものにしようとするのが強迫性障害の症状で、何度も同じ行為をくり返したり、同じことを考えたりしないと安心できず、日常生活を円滑に送れなくなってしまいます。

たとえば、ふつうは1回でいいところを100回くり返したり、1秒で済むところを5分かけたり、日常生活の中に儀式をつくったり……、**強迫性障害の人は自分の行動に自信がないため、確実にやり遂げる方法を自分なりに考えてしまいます。**

そして、それをやらないと安心できません。自分でもおかしなことをしていることに気づいているのに、なかなか止められないのです。そのため、どんどん生きづらくなってくるのです。私のクリニックを訪れたEさんもそうでした。

＊＊＊＊＊＊＊＊＊＊＊＊＊＊＊＊＊＊＊＊＊＊

母子家庭で育った30代のEさんは、気遣いのある優しい性格です。発症のきっかけは、お母さんの難病でした。Eさんは、インターネットで調べて、自分が強迫性障害であることを自覚したうえで、私のクリニックを一人で訪れました。

Eさんには、湯船に入っているときに100まで順番に数える習慣がありました。お母さんの病気が発覚してから、願掛けのように必ず100まで数えるようになりました。そのうち、数える順番を間違うと、お母さんの身に大変なことが起きるのではないかという恐怖が湧き上がってくるようになりました。

そのため、100まで順番に数えるときにどこかの数を飛ばしたのではないかと不安になり、最初から何度も数え直すようになったといいます。

Eさんの加害恐怖からくる儀式は、その後どんどんエスカレートしていきます。

お風呂での儀式はとても複雑で時間がかかるものになっていきます。体を洗う順番や回数を決めるようになりました。100まで数える儀式も、湯船では息を止めて顔の半分まで湯船に浸かり、100まで数えなければならないというやっかいなものに発展していきました。

儀式は、お風呂だけにとどまりません。

左側から電車に乗ったらそれと同じ側から出なければならない。

電信柱と道路の間を通らなければならない。

歩道は左側を通らなければならない。

出かけたときと全く同じ道で帰宅しなければならない。

生活行動は数字で管理され、4のつく数字を避ける……。

生活が儀式でがんじがらめになると、生きづらくなるのは無理もありません。どうにかして止めたい。そんな思いで、Eさんは相談に訪れたのでした。

＊＊＊＊＊＊＊＊＊＊＊＊＊＊＊＊＊＊＊＊＊＊

儀式を解体する肯定的体験療法「代替え法」と「簡略化儀式法」

強迫性障害の治療の目標は、自分の行動に自信を持てるようになることです。もっといえば、生活にゆとりがなくなっていく儀式化を止めて、自由で柔軟な思考と行動ができるようになることです。

Eさんのように儀式化がエスカレートしていくのは、自分の行動にまったく自信がないからです。そのため、生活の中にどんどん儀式をつくっていくことになります。**儀式が増えれば増えるほど生活にゆとりがなくなり、生きづらくなっていきます。**

具体的な治療としては、まず環境療法と薬物療法。それから肯定的体験療法という順番になります。

発症の限界を超えてしまったのは、ひとつは加害恐怖や被害恐怖による不安によって不安心が大きくなったことですが、それ以外にも社会生活でのストレスも多分に影響しています。

私は、まず加害恐怖や被害恐怖以外のストレスがかかっていないかを見るようにしています。もしストレスがあるようなら、環境を調整できないかを考えます。もちろん実生活をすべて変えることはできませんから、できる範囲での調整です。

次に薬物療法です。

薬によって脳の状態を整えて、不安や恐怖といった感情を弱めることで不安心を小さくします。平常心で考えられる状態をつくらなければ、儀式を解体していく肯定的体験療法を始められないからです。

薬物療法は、あくまでも肯定的体験療法のための準備だと考えてください。**薬で不安や恐怖といった感情は減らせても、儀式をつくる種となっている加害恐怖や被害恐怖は消えない**からです。

私が、強迫性障害の患者さんに行っている肯定的体験療法は、「**代替え法**」と「**簡略化儀式法**」です。

自己の中心が不安心にあるときにつくられた儀式を、平常心にあるときに考えた儀式に切り替えていく方法です。不健全な習慣を健全な習慣に切り替えていくのです。

短期間ですべてを切り替えるのではなく、少しずつ切り替えていきます。すると、生きづらくしていた儀式を切り替えても、加害恐怖や被害恐怖とはまったく関係ないことを認識できるようになります。

その体験が自信につながり、自由で柔軟な思考と行動ができるようになります。

Eさんも、代替え法によって、儀式と加害恐怖に関連がないことを認識できるようになりました。

＊＊＊＊＊＊＊＊＊＊＊＊＊＊＊＊＊＊＊＊＊＊＊

薬物療法によって強度の不安や恐怖を弱めることに成功したEさんに、私は、まずお風呂の儀式から切り替えることを提案しました。

無理のないレベルで簡略化した儀式を思い描き、その儀式を行ったら、絶対に振り返らずに次の行動に進みます。これを簡略化儀式法といいます。

私とEさんは、湯船に入っているときに100まで数えるのを70に減らすことに決めました。それを何度もシミュレーションし、これまで行ってきた儀式と取り替えます。これは成功しました。70に減っても何も起きないことがわかったからです。次に50にすることに決めました。同じように洗い方も簡略していきました。

息を止めて顔の半分まで湯船に浸かるところは、湯船から顔を上げて息をしながら数えることにしました。この方法を代替え法といいます。

お風呂の儀式に成功した私たちは、その他の儀式の切り替えにもチャレンジしました。たとえば、当クリニックに受診するときの道順は行きと帰り同じだったのですが、帰りは遠回りすることにしました。これも代替え法です。これも成功しました。

そうやって生きづらくしていた儀式を切り替えていくことで、Eさんは、儀式と加害恐怖はまったく関係ないことに気づいていきました。

儀式にがんじがらめになっていたEさんは、儀式から解放されて日常生活が快適になったと喜んでいます。

＊＊＊＊＊＊＊＊＊＊＊＊＊＊＊＊＊＊＊＊＊＊＊＊

トラウマが残る可能性がある「曝露反応妨害法」

強迫性障害の治療として世界で広く行われているのは、「曝露反応妨害法」です。患者さんが儀式を行う状況に入るのを曝露、行う儀式を止めることを反応妨害と呼んでいます。つまり曝露反応妨害法とは、その反応を人為的に妨害する療法です。

たとえば、先ほどの100まで数える儀式なら、数を数え出したら強制的に途中でストップするということです。ストップをかけるのは、入院して行う場合なら治療者や看護師、自宅で行う場合なら家族になります。

ストップすることでものすごく不安が高まりますが、我慢することで徐々に不安は抑えられていきます。最初は第三者が強制的にストップをかけますが、だんだん患者さん自らの力で抑え込めるようになるという療法です。

私が曝露反応妨害法を採用しないのは、曝露反応は自己の中心が不安心にあるとき

に行うからです。

不安心の中で行うと、失敗すると深いトラウマを生じる可能性があります。

この療法によって治る人は、たしかにいると思います。しかし、治らなければトラウマが残るかもしれません。7割が治るといわれているようですが、3割がトラウマによって悪化するのはどうなのでしょうか。

それよりは、自己の中心が平常心にあるときに行う、要するに**ポジティブな感情で行う代替え法や簡略化儀式法のほうが、ある意味でハッピーな治療と言える**と思います。むずかしいことをしようとしているわけではありません。

道路の左側を歩く儀式なら、右側を歩いてみるとか、いつも同じ道順を歩くのが儀式なら遠回りしてみるとか、逆回りしてみるとか。自分の中でシミュレーションしてみて、成功できそうなものから実行するのです。強制はせずに、患者さんが同意したものだけ行います。そして、成功体験を重ねていく。

曝露反応妨害法と比べると時間はかかるかもしれませんが、代替え法や簡略化儀式法のほうがリスクのない療法だと考えています。

解離性同一性障害（多重人格障害）の素養は誰にでもある

3つめは、解離性同一性障害（多重人格障害）です。

私たちは、ふつう1つの人格を持ち、その人格が自分自身であるという感覚（自己同一性）を持っています。しかし、**解離性障害を発症すると、自分の意識、思考、感情、行動などの統合性が失われ、複数の人格が現れる**ようになります。

解離性同一性障害とは解離性障害のひとつで、異なる場面や状況に応じて2つ以上の人格が出現します。しかも、それぞれの人格は、他の人格になっているときの言動をまったく思い出せません。

どういうことが心の中で起きているのかというと、たとえば、XYZという3つの人格が現れる症状だったとします。

心の中には、つねに3つの人格をつくる成分があるのですが、自己が結びつくのは

1つだけです。他の成分と結びつくと不安定になるからです。Xという心の成分と結びつけばXの人格を持つ人、Yと結びつけばYの人格を持つ人、Zと結びつけばZの人格を持つ人になります。

実は、この**人格をつくる複数の成分は、誰にでもあります。**

会社にいるとき、家族といるとき、友人といるとき、恋人といるときなど、それぞれのシチュエーションによって、怒りっぽい人だったり、威厳のある人だったり、気さくな人だったり、優しい人だったりなど、それぞれ少し異なる自分がいると思います。それは、そのシチュエーションに合わせた自分をつくるからです。

会社では真面目な人が、居酒屋へ行くと横柄になったり、家に帰ったら怖いお父さんになったり……。身近な人が場所によって別人に変わる場面に遭遇することは、みなさんもあると思います。

しかし、異なる自分になっていることは、自分でわかっています。というのは、自己は1つの成分だけでなく、他の人格をつくる成分とも結びついているからです。

しかし、**解離性同一性障害の人は、他の成分と結びつくと不安定になるため、不満**

をぶちまけたいときは悪人の成分とだけ、優しくしたいときは善人の成分とだけ結びつきます。そうしなければ、不満をぶちまけることも、優しくすることもできないからです。

私のクリニックに相談に来たFさんは、３つの人格に悩まされていました。

＊＊＊＊＊＊＊＊＊＊＊＊＊＊＊＊＊＊＊＊＊＊＊＊＊＊

現在30歳のFさんが私のクリニックを訪れたのは、21歳のときです。

Fさんが手首を切っているのを目撃したお母さんが総合病院に相談したところ、当院を紹介され、両親に連れられてFさんは当院を受診しました。

お母さんと一緒に診察室に入ってきたFさんに困っていることは何かを尋ねると、次のように話してくれました。

「背骨の骨にずれがあります。霊が体にいます。戸惑うと、気味の悪い何かが出てきて、自分でも止めることができません。そいつに支配されます。人か何かもわかりません。後で考えてみると、得体の知れない薄気味悪いものです。

いろいろな人格がいます。僕より強い頼れる人がいて、困ったときに出てきます」

Fさんの発病の経緯を紹介すると次の通りです。

高校3年の頃、自分が透明人間になり、他人から自分が見えないように感じていたFさんは、高校を卒業後、1年間働いていました。その頃から異なる状況で八方美人のように自分を合わせる癖が出てきます。

仕事先での言動や態度と友人と接するときの言動や態度、そして家族に接するときの言動や態度はまったく違っていました。相手に合わせて自分の言動や態度をカメレオンのように変えていたのです。

それがいつの間にか悪化して、多重人格になったように思います。

20歳になると、親の事情（事業倒産）とFさんの失業が重なり、生活不安が強まります。しかしFさんは、約1年間、働かず外をぶらついていました。家族には、働きに出かけると嘘をついて、日中外をうろついていたのです。

Fさんは、その頃の自分を、戦場から帰ってきた兵士のように疲れ切った人格だったと表現します。背中の筋肉痛や下痢などの身体症状から、「背骨のずれ」の心気的な幻覚妄想に発展しました。

その頃から、邪悪な人格も出てきました。疲れ切った人格は、邪悪な人格に悪いことをさせないように、もしものことがあるときには、自分の肉体を殺してそいつを始末しようと考え、いつもカッターナイフを持ち歩いていました。

疲れ切った人格は、邪悪な人格が永遠に生きるのであれば、ベランダから飛び降りて、自分の肉体を始末するしかないと考えていたともいいます。

Fさんの中には、全体をまとめるリーダーの理性的な人格もいました。Fさん曰く、みんなで力を合わせて邪悪な人格を押さえ込むしかないと話し合ったそうです。

私の初診時の診断は、解離性同一性障害を併存する統合失調症です。

治療は、統合失調症の診断に基づいて薬物療法を行い、解離性同一性障害の診断に基づいて肯定的体験療法を行うことにしました。

なお、その後の治療経過から、Fさんの主診断を解離性同一性障害と診断し、統合失調症を否定することになります。

平常心を鍛えることですべての人格を受け入れられるようになる

解離性同一性障害の治療は、薬物療法で脳の状態を整え、肯定的体験療法で平常心を強化していくことになります。**心の病のオーソドックスな治療になるのは、解離性同一性障害は、統合失調症だったり、躁うつ病だったり、他の心の病を併存していることが多いからです。**

脳の器質的異常も起きているし、不安心が大きくなって平常心が弱体化しているから症状が現れているのです。

治療の目標は、私は、人格をつくるさまざまな成分を平常心に吸収し、制御できるようになることと設定しています。**ふつうの人たちが多重人格者にならないのは、成分が平常心にあることで1つの成分だけに結びつくことがないから**です。

肯定的体験療法で最初にやることは、現れている人格をすべて受け入れることです。心の病から回復するには、自分を丸ごと肯定することと述べましたが、解離性同一性障害の場合もそこが非常に重要になります。

そして、治療する立場にある精神科医も、患者さんを丸ごと肯定してあげることです。診察室にいるときは、患者さんの自己の中心が平常心にある状態が多くなります。そのチャンスを逃してはいけないのです。

もちろん重度の場合は、診察室でも平常心主導にならないことがあります。その場合は、なかなか治療を始められないことになるため、回復までに長くかかることになります。

しかし、**平常心に成分をまとめられるようになれば、少しずつですが、安定した人格になっていきます。** 3つの人格に悩まされていたFさんもそうでした。

＊＊＊＊＊＊＊＊＊＊＊＊＊＊＊＊＊＊＊＊＊＊＊

Fさんの治療は、ご両親とFさんに、「Fさんの精神症状は精神安定薬を服薬すると必ず良くなります」と伝えることから始まりました。そして、Fさんには、必ず服薬すること、早まって自殺することを絶対にしないことを約束してもらいました。ご両親には、当面はFさんが服薬するのを確認することと、Fさんと一緒に受診することをお願いしました。

そのときのFさんから私を信頼する気持ちが伝わってきたため、つまり平常心で考えることができていたため、私は入院治療ではなく、通院治療ができると判断しました。

Fさんの治療は、薬物療法と通院による精神療法、そしてデイケアによる肯定的体験療法です。

精神通院療法を重ねる過程で、Fさんの性格や思考の特徴が少しずつ見えてきました。生真面目である。やや臆病でストレスを受けやすい。周囲の人たちに影響されやすい。周囲の人たちに自分を合わせようとする。

不安心を大きくしてしまったのは、自分の思い、情緒、欲望の制御力が弱かったからと想定されました。

3回目の診察のときでした。各人格でバラバラだった記憶が少しずつ戻ってきたF

さんは、「自分に戻ろうとすると目がクラクラして、ぼんやりしてきます。本当の自分とどうにもならない自分がいます」と訴えてきます。

私は、まだ脳の状態が回復していないと判断し、新しい薬を処方することにしました。目的は、脳の異常を正常に戻すことです。

Ｆさんは、私との精神療法に積極的で、私の書籍を丹念に読み込んで、そこで生じた質問を私にすることをくり返しました。デイケアにも参加し、集団に対する肯定的体験を積み重ねました。

治療を重ねて、約10年が経過しました。Ｆさんの心に、ようやく明るい光が差し込んできたようです。いまでは「生きていて良かった」と口にできるようになっています。

＊＊＊＊＊＊＊＊＊＊＊＊＊＊＊＊＊＊＊＊＊＊＊

平常心が強化されると、たとえ重い病気を抱えていたとしても、それを活かしながら人生を肯定できる心が豊かになっていきます。そうやって心の病は治っていくものなのです。

第 7 章

心の病がきっかけで人生が豊かになる

心の病の発症は新しい生き方を身につけるターニングポイント

心の病からの回復は、過去の自分に戻ることを目標にするリカバリーではありません。新たな人生の始まりです。

患者さんは、「心の病を治して元の生活に戻りたい」とよく言います。治療にあたる人たちも、「前の生活に戻れるようにがんばりましょう」と言います。そして、8割戻ると「良かったね」と患者さんと一緒に喜びます。

しかし私は、心の病から回復することは、発症する前よりもよくなることと考えています。なぜなら、前の状態に戻ることは、また心の病を発症する可能性もあるということだからです。

心の病から回復するとは、発症する前よりも、不安心と上手に付き合えるようになることです。さまざまなストレスがかかって不安の積み木が高くなっても、心の病を

発症することなく人生を楽しめるようになることです。

それが、本当の意味での心の病からの回復です。

私は患者さんに「心の病は、新しい生き方を身につけるターニングポイントです」と話しています。**患者さんたちの心の病で苦しんだ経験や、回復過程でのたくさんの肯定的体験は、これからの人生に必ず活かしていける**からです。

そのために必要なのが、第6章までで話してきた薬物療法と、精神通院療法の理想的な形を具現化した「肯定的体験療法」です。

患者さんが囚われているのは症状です。その症状を抑える方法のひとつが、薬です。特に心の病の場合は、薬は非常に重要な位置づけになります。心の病だからといって、脳へのアプローチを軽視してはいけないのです。ただし、それだけでは心の病から回復できません。

もうひとつの方法が肯定的体験療法です。

平常心を強くすることができてはじめて、発症前より不安心を制御できる自分になれるのです。その第一歩が、精神科医に相談することです。

心の病は自己判断しないこと

最近は、メンタルヘルスや精神科を受診する敷居はずいぶん低くなりました。特にクリニックは低いと思います。

昔は、うつ病と診断されたら怒り出す患者さんもいましたが、今はむしろ、患者さんから「うつ病の診断書を書いてください」と言ってくる時代です。

実は、私のクリニックは、内科、心療内科として開業しました。役所にも、内科、心療内科、リハビリテーション科、神経内科として届け出申請しました。患者さんが来るかどうかわからなかったからです。それだけ精神科医が身近な存在になってきたと感じています。

だからこそ私は、**診療を始めるときに、精神科医が患者さんに「良い医師に出会った」というふうに感じてもらうことは重要**だと思っています。

医師は患者さんにとって他人です。その他人が、いちばん大事な他人になっていく。ここが肯定的体験療法にとって、とても大切です。

薬物療法後にすぐに患者さんの症状がやわらいでいくのは、薬の効果だけでなく、患者さんが信頼できる人に出会えた、支えてもらえる人に出会えたと実感できたということが大きいと思います。

少なくとも、**患者さんが医師を信じて期待を持つことから、平常心は強くなり始める**と考えています。

心の病を疑っても、最初から精神科医への相談をためらう（相談したくない）人もいると思います。実際、眠れない、食欲がない、めまいがする、頭痛がするなど体に現れる症状が気になって、内科や耳鼻科を受診する人はいます。

そのときに気をつけるのは、処方された薬で症状がよくなったからといっても、再び同じ症状が現れたときは、心の病を疑ってみることです。

睡眠薬はよく効く薬なので、眠れない日々が続いたら、何度も処方してもらいたくなります。しかし、心の病をこじらせていっている可能性があります。こじらせてからでは回復までに時間がかかります。

最初から精神科医に相談するのが理想ですが、他の科を受診することは悪いわけでもありません。なぜなら、除外診断できるからです。パニック障害だと思っていても、心臓の病気だったり、睡眠時無呼吸症候群だったりということはあります。

心の病以外の疾患ではないとわかれば、精神科医は心の病として、安心して治療できます。もちろん逆の場合もあります。心の病だと思って精神科を受診しても、甲状腺や心臓、脳の病気の疑いがある場合もあります。

体の病気と心の病を併存している場合もあるので、そこは慎重に診ていかなければならないところです。

いずれにしても、**体や心の異変に気づいたら、自己判断せずに内科であれ、耳鼻科であれ、精神科であれ医師に相談することをおすすめします。**国民健康保険制度がある日本は、医師に相談しやすい環境です。心の病も他の病気と同じように、早期発見、早期治療のほうが回復する可能性が高いのは言うまでもありません。

もしも、家族が心の病になったら、まず何をすればいいか

家族の誰かが心の病になったときに、気がかりなのが、心の病の患者となった当人とどのように接すればよいか、ということでしょう。

アプローチの仕方は「家族間の関係性」「悩みの原因」「病状の重さ」「病気の認識の有無」によって異なってきますが、共通する大切なことがあります。

もしも、家族の誰かが、近頃、様子がかなり変だと思ったら、精神科への受診を慎重に勧めて欲しいのです。精神科の専門医に相談すると、きっと苦悩をやわらげられることを丁寧に伝えてください。

まず、**家族は心が病んでいる人の味方になって、そばに寄り添うことが重要**です。

次に、家族は心が病んでいる人に「あなたが苦悩していることに気づいている」「家族として心配している」「力になりたいと思っている」ということを、伝えること

が大切です。

大半の患者さんは、何か原因があって苦しんでいます。近所からの脅威に対して怯えていたり、学校でいじめを受けて苦しんでいたり、仕事で失敗したことで叱責を受けていたりします。恋人との破綻で悩んでいることもあります。**家族は、何が原因で苦しんでいるのか理解しようとすることが大切です。**

そこで、「悩みを聞かせてもらえないか」「協力できることはないか」と話しかけます。ただし、根掘り葉掘り聞きだすのは良くありません。

家族ができる範囲で、患者さんの症状を理解するように努めます。なお、家族には話したくないけど、信頼できる他人にだったら話せる方も多いので、その場合は家族以外の誰かに協力を仰いでもいいでしょう。

ここで留意して欲しいことがあります。

・家族の温かな心と患者さんの病んだ心が触れ合うことで良い方向に向かいます。

・大切な家族であることを伝えます。仲間であることを伝えます。心の病の患者さんの味方であることを言葉で伝えます。心の病の患者さんを守り、支えます。

・頭ごなしに、心の病の患者さんの言動を否定しない、見下さないでください。
・放っておかないことが大切です。いつの間にか5年、10年経ってから相談される家族が多いのです。できるだけ受診が早いほど、悪化を防ぎ、回復も早いのです。
・家族は、患者さんが精神科を受診できるように、くり返し説得し続けてください。

ただし、症状が重いと、患者さん自身に「自分が病気である」ことの認識が乏しいために、家族からいきなり精神科への受診を勧めても受診を拒むケースがあります。

このような場合、家族は頭ごなしに患者さんの言動を否定せず、何を恐れているのかを丁寧に聞いてあげてください。**家族は患者さんの苦しみを受けとめてあげる**のです。平常心を持った家族が、平常心の弱り切った患者さんと交流を持つことが大切です。ポジティブな心と触れ合うことで患者さんの意識も変化します。

家族のポジティブな思いが強ければ、患者さんの心の中に残っているポジティブな部分と共鳴して、患者さんも病院を受診してみようと思えるようになります。心の病状を客観視できるようになるのです。自身の苦悩を精神科医によって取り除いてもらいたいと思うようになります。

ただし、家族間の信頼関係が弱っていると、受診につながらない場合も多いです。**受診を嫌がっている場合には、地元の保健所や精神保健福祉センターに相談する**とよいです。きっと、ケースワーカーや保健師や嘱託医が良い助言をしてくれるでしょう。

私は、受診を拒んでいる患者さんの住所が近隣である場合には往診することがあります。平常心を持ったドクターが、平常心の弱った患者さんと交流すれば、患者さんにも前向きな気持ちが芽生えて、その翌日精神科を受診することも可能になります。

万が一、自殺の懸念がある場合や他人に著しい攻撃的な言動がある場合には、在宅生活の継続と在宅治療の導入は難しいので、必要に応じて一時的に入院治療をすすめます。家族と主治医は、できるだけ、患者さんに入院治療が必要であることを理解してもらえるように働きかけます。

緊急性がある場合には、都道府県の精神科救急医療システムを利用します。そして、精神科救急情報センターや警察の協力を得て強制入院になります。この場合でも、できる限り、患者さんに入院の必要性を理解してもらえるほうが、入院のトラウマが小さくなり、病状の回復が良くなります。

クリニックを訪れたほうがいい5つのポイント

それでは、どういう症状が現れたら精神科医に相談するといいのでしょうか。基準とされているのは5つです。2週間以上前から、次の症状がある場合は要注意です。

①多弁になったり、悲観したり、人と接するのが苦痛になるなど、心に何らかの異変が生じている

②イライラしたり、多量飲酒や過度の買い物をしたり、ふさぎ込んだりなど、行動に何らかの異変が生じている

③眠れなかったり、おなかの調子が悪かったり、体がだるかったり、頭痛が続いたりなど、睡眠障害や食欲障害などがある

④強い不安に怯えることがあったり、異様に強気になることがあったりなど、異常に情緒が不安定である

⑤会社や学校に行けなくなったり、仕事がまったく手に付かなくなったりなど、日

常生活、家庭生活、社会生活に支障をきたしている

患者さん本人ではなく、身近にいる家族や友人に気づいてもらいたいのが、次の6つです。患者さんが送られているシグナルと言ってもいいでしょう。

①怒りやすくなっている、イライラしている
②気がふさいで、会社や学校に行きたがらなくなっている
③家族との会話がなく、部屋に閉じこもる
④家族にあたってくる。家族にクレームが増える
⑤多弁になったり、大騒ぎしたりなどの異常な行動が目につく
⑥大量にお酒を飲んだり、異常な買い物をしたりなど、何か依存することがある

うつ病かどうかを見極めるのも簡単ではありません。というのは、患者さんに現れる症状は、うつ病の診断基準にある症状の一部であることも多いからです。

ですから、**患者さんや家族が、1つでも2つでも心の病の症状に気づいたり、おかしいなと思ったりしたら、クリニックを受診してほしい**と思います。そのためにも、心の病の症状や特徴を知ることはとても大切なことです。とくに患者さんの家族は知っておくべきことだと思います。

患者さんから送られているシグナルを心の病の症状として受け入れることができれば、治療にも前向きになれます。比率まではわかりませんが、家族と一緒に受診する人はかなりいます。

昔は、「お子さんは統合失調症ですから治療が必要です」と言うと、怒り出して診察室を出ていく親もいました。心の病に差別意識があった時代は、家系に心の病を患っている人がいると困るということで、精神科病院に預けっぱなしの親もいました。

しかし、いまは心の病を専門とするクリニックはどこにでもある時代です。

気になったら相談する。**家族は、患者さんをクリニックに連れてきた段階で成功だと思ってください。**

もし、患者さんが受診することに抵抗がある場合は、まず家族だけで相談に行くのもいいでしょう。

一番大事なのは、あなたの悩みや相談に親身になってくれる医師を探すことです。

ただし、第2章でもお話ししたように、一部の医師や精神療法家のなかには、自分たちが信じる療法を「絶対的に正しいもの」という前提で、患者さんの置かれている状況や、患者さんのたどってきた生き方を考慮せずに、マニュアル的に診療を進めてしまうケースもあり得ます。

また、簡単な問診と薬を処方して、あとは経過観察だけという医師もいます。

もしも、医師と話してみて、その医師が自分の悩みと向き合い、受け入れてくれないと感じたのならば、その場合は別の医師にかかることを検討してみてもよいかもしれません。

患者さんの心に、肯定的なマインドを育める医師と向き合うのが、心の病を治す一番の近道です。とはいえ過度な心配はいりません。日本の精神科医の大部分は患者さんと真摯に向き合っています。

世の中には、心の病を治すことを専門とする人たちがたくさんいます。治す方法もいろいろあります。

しかし、大切なのは、**どこまで患者さんに寄り添える治療者かどうか**です。そうした精神科医なら、きっと患者さんを心の病から救うことができるはずです。

患者さんの家族が心を病まないために

家族が病気のことを理解しておいたほうがいいのは、家族までもが心の病を患ってしまうこともあるからです。

家族と一緒に受診することが多いのは、患者さん本人の意志ではなく、家族の要望でもあります。それだけ家族も限界にきているのだと思います。患者さん一人で来たときに、私のほうから家族を呼んでほしいとリクエストすることもあります。

心の病の種は誰にでもあります。不安の積み木が高くなり発症の限界を超えれば、誰でも心の病を発症します。

心の病を発症すると患者さん本人だけでなく、患者さんを支えている家族も、つらい思いをしています。心の病が原因で、家族関係が悪くなることもあります。

「患者さんのために家族はどうあるべきか」と語る専門家の人たちもいますが、患者さんを支えることも大切ですが、家族も気分転換して生活を楽しむことをしないと心を病んでしまうことになります。

私が家族と一緒に受診するのを勧めるのは、精神科医は家族に対してのサポートや助言もとても大事だと考えているからです。

助言のひとつは、まず、**家族は患者さんが必ずよくなると信じること**です。

いまは症状が現れて苦しんでいるかもしれません。それを見ている家族もつらいかもしれません。しかし、必ず状況は好転します。家族が信じることで、患者さんの「治す」という思いを強く後押しすることになります。

もうひとつは、**患者さんのいちばんの支援者になること**です。

そのために私がアドバイスしているのは、「患者さんをまるごと肯定してあげてください」ということです。

患者さんは暴言を吐くこともあるでしょうし、妄想を話し続けることもあるかもしれません。それを簡単に否定するのではなく、きちんと聞いてあげる姿勢を見せるだけでも十分です。一生懸命生きてきていることをねぎらってあげることです。

患者さんに、応援してもらっていることが伝わることが大切です。そこに患者さんが気づくだけでも、平常心を強くしていく肯定的体験になります。

そもそも家族とは昔から家族があったわけではなく、人間社会に大きな共同体ができあがっていく中で、**人間が安心して生きていく場所として家族を求めるようになったと**、私は考えています。

家族と一緒に暮らしていると、癒しになったり、疲れたときに気分転換しやすかったりします。会社のことで悩んでいるとき、家族と話していれば忘れられることもあります。家族とはそういうものだと思います。

もちろん、いまの時代は、一人で暮らしている人も多くいます。地方から出てきて働いている人は一人でしょうし、結婚しない人も増えてきています。そういう人のなかには、家族の代わりとなる友人もいないという人もいるでしょう。

精神科医は、そういう人たちにとってのよき相談者でありたいとも思います。

夢や目標はなくてもいい。「生きること」がもっとも大切なこと

患者さん、そしてその家族に対して、私がいちばん伝えたいことは、「**人は生きることがもっとも大切**」だということです。

人間のいちばんの本能は、生存本能です。

日本の場合はとくにそうですが、生きることがあまりにも楽になってきて、生きることにありがたみを感じることが少なくなっています。しかし私たちは、**生き抜いているだけで勝者**なのです。

心の病の専門家たちは、夢や希望があって、目標があって、それを実現することが大事だと言います。

たしかに夢や希望を持つことは大切なことだと思います。しかし、世の中には持てない人もいます。心の病を抱える人たちは、その夢や希望に挫折した人ばかりです。

生きるだけで精いっぱいです。そういう人たちに、私は「夢や希望を持ちましょう」とはとても言えません。

それよりも、**生きていることに絶対的な価値がある**と伝えたいと思っています。

患者さんたちの人生を見ていると、いまはとても深刻です。

心の病になったことで、状況はさらに悪くなっています。疲れやすくなったり、病気のトラウマに悩まされたり。休職したことで会社での処遇が悪くなることもあるかもしれません。なかには死にたいと思っている人もいるでしょう。

だからこそ私は、最初に「生きていることは成功である」と伝えたいと思っています。生きていることは、意味があると信じてほしいということです。私の肯定的体験療法では、そこをいちばん重要視しています。

そして、平常心で生きる力をつけていってもらいたいと考えています。

心の病は、しつこくつきまといます。それを抱えながら、いかに納得できる人生にしていくか、よい人生にしていくか。そのチャレンジは誰にでもできます。その生き方に価値があるのです。

もう少し疲れないような生き方に、もう少し無理のない仕事に、休憩を上手にとれる生き方に変えていく。それが、それまでの経験を活かした患者さんの新しい生き方です。平常心がどんどん強まっていけば、不安心を小さくすることもできます。

そして、生き続けていると自然に幸せが寄り添ってきます、生きがいを持てるようになってきます。

病を抱えながら今まで以上の質の高い人生をつくれることを、どんなに重い病であってもつくれることを、信じてもらいたいと思います。

おわりに

生きていれば成功です。

だから、それを続けましょう、成功し続けることはとても大事です。

生き続けていると、自然に喜びが寄り添ってきます。

生きがいを持てるようになってきます。

幸せはそこについてきます。それを信じてほしい。

心の病はつらいことだし、嫌なものです。それでも、それを抱えながら生き抜いていくことも、とても人間的な意味のあることだと知ってほしい。


私は、このことを患者さんに伝えるために、日々、臨床の現場に立っています。

そして、どうしたらうまく伝えられるのか、試行錯誤をくり返しています。

本書の中で紹介した、心の病を「平常心」「不安心」「不安の積み木」「心の病の種」などといった言葉を使って解説していくアイデアは、実際の患者さんとのやりとりの中から生まれたものです。

世の中にはいろいろな精神療法があります。

心の病を治すことを専門とする方々もたくさんいます。

私は、そのすべてを否定する考えはなく、それぞれにいいところがあり、そこは自分の精神医療に活かしていくべきだと思っています。それが、心の病で苦しんでいる患者さんを救うことにつながると考えているからです。

どの療法も、すべての患者さんを救うことはできていないのですから、その事実を受け止めて患者さんと向き合うべきだと思います。


私が精神療法でいちばん大事だと思っているのは、患者さんの医師を信頼する心と、医師の主治医になる意志、善の心が触れ合うことです。

患者さんは信頼したいと思って受診されています。

それに応えないといけないのが精神科医です。

そのためには、「患者さんを治したい」という強い思いを伝えることです。患者さんの側に立てば、難しいことではないと思います。

心の病は、患者さんが主体となって治していくものです。そして、それを支えていくのが精神科医です。だからこそ、まず患者さんの苦悩に共感し、患者さんの側に立つ。私は、そういう精神科医であり続けたいと思っています。

本書が、心の病に悩む患者さん、そしてご家族の方々にとっての一助となれば、これ以上の喜びはありません。

2024年5月

広岡清伸

心の病になった人と
その家族が最初に読む本

発行日　2024年 6 月10日　第1刷
発行日　2024年12月16日　第3刷

著者　　広岡清伸

本書プロジェクトチーム
編集統括　柿内尚文
編集担当　池田剛
編集協力　洗川俊一
デザイン　岩永香穂（MOAI）
イラスト　平澤南
DTP　山本秀一・山本深雪（G-clef）
校正　鷗来堂

営業統括　丸山敏生
営業推進　増尾友裕、綱脇愛、桐山敦子、相澤いづみ、寺内未来子
販売促進　池田孝一郎、石井耕平、熊切絵理、菊山清佳、山口瑞穂、吉村寿美子、矢橋寛子、遠藤真知子、森田真紀、氏家和佳子
プロモーション　山田美恵

編集　小林英史、栗田亘、村上芳子、大住兼正、菊地貴広、山田吉之、大西志帆、福田麻衣、小澤由利子
メディア開発　中山景、中村悟志、長野太介、入江翔子、志摩晃司
管理部　早坂裕子、生越こずえ、本間美咲
発行人　坂下毅

発行所　株式会社アスコム

〒105-0003
東京都港区西新橋2-23-1　3東洋海事ビル
編集局　TEL：03-5425-6627
営業局　TEL：03-5425-6626　FAX:03-5425-6770

印刷・製本　日経印刷株式会社

Printed in Japan ISBN 978-4-7762-1338-3